缺血性脑血管病中西医结合防治进展

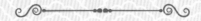

宋丽娟·著

人民卫生出版社
·北京·

版权所有，侵权必究！

图书在版编目（CIP）数据

缺血性脑血管病中西医结合防治进展 / 宋丽娟著. -- 北京：人民卫生出版社，2024.11. -- ISBN 978-7-117-37261-9

Ⅰ. R743.31

中国国家版本馆 CIP 数据核字第 20248KX406 号

| 人卫智网 | www.ipmph.com | 医学教育、学术、考试、健康、购书智慧智能综合服务平台 |
| 人卫官网 | www.pmph.com | 人卫官方资讯发布平台 |

缺血性脑血管病中西医结合防治进展
Quexuexing Naoxueguanbing Zhongxiyi Jiehe Fangzhi Jinzhan

著　　者：宋丽娟
出版发行：人民卫生出版社（中继线 010-59780011）
地　　址：北京市朝阳区潘家园南里 19 号
邮　　编：100021
E - mail：pmph@pmph.com
购书热线：010-59787592　010-59787584　010-65264830
印　　刷：天津善印科技有限公司
经　　销：新华书店
开　　本：710×1000　1/16　印张：12　插页：2
字　　数：203 千字
版　　次：2024 年 11 月第 1 版
印　　次：2024 年 12 月第 1 次印刷
标准书号：ISBN 978-7-117-37261-9
定　　价：89.00 元

打击盗版举报电话：010-59787491　E-mail：WQ@pmph.com
质量问题联系电话：010-59787234　E-mail：zhiliang@pmph.com
数字融合服务电话：4001118166　E-mail：zengzhi@pmph.com

著者简介

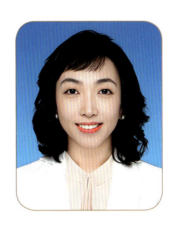

　　宋丽娟，副教授，首都医科大学生理学博士、山西医科大学博士后，山西中医药大学科技处副处长、硕士研究生导师，中国中医科学院西苑医院山西医院（山西中医药大学附属医院）脑病科医师；中国未来研究会中医药一体化发展分会副会长，世界中医药学会联合会仲景传承与创新专业委员会常务理事，山西省女科技工作者专业委员会委员，山西省健康科普专家；中药活性物质调节神经免疫研究山西省科技创新人才青年团队负责人，*Neural Regeneration Research* 等多个国内外杂志审稿人；任国家卫生健康委员会"十四五"规划教材《西医内科学》（人民卫生出版社）、全国中医药行业高等教育"十四五"规划教材《内科学》（中国中医药出版社）编委。

　　主要从事中西医结合防治脑病特别是缺血性脑血管病和神经炎性变性疾病的教学、科研、临床工作，先后主持国家自然科学基金项目、中国博士后科学基金面上项目等14项国家级、省部级课题，在国内外期刊发表科研论文133篇，含SCI收录论文45篇；以第一主编身份出版论著3部，其中《高等院校医药教育教学模式的探讨》入选"高校青年学者文库"；获授权专利3项，获授权软著2项；以第一完成人获中国中医药研究促进会学术成果奖一等奖1项。多次在国际自身免疫大会等国内外学术会议上进行报告或壁报交流，讲座荣获2022年度国际神经再生高峰论坛年度最受欢迎奖。

自 序

缺血性脑血管病严重危害人类健康，给患者、家庭及社会造成了极大的精神负担和经济负担。过去20多年来，针对该病的防治，尤其是溶栓、取栓、血管内支架等防治方案和新技术的应用，取得了长足的进步。然而，高发病率、高致残率及高死亡率等仍然使其成为影响人类健康的重大公共卫生问题，世界各国的医药科研工作者一直致力于探寻最优的解决方案。

习近平总书记指出，要坚持中西医并重，推动中医药和西医药相互补充、协调发展。中西医结合是将传统的中医中药知识和方法与西医西药知识和方法结合起来，在提高临床疗效的基础上，阐明机制进而获得新的医学认识的一种新医学，是我国医学体系的重要组成部分，在提高临床疗效、保障人民群众生命质量与健康水平方面有重要的作用，运用好中西医结合的方法去防治缺血性脑血管病，是中西医结合医疗、科研和教学工作者努力的方向。

笔者十多年来从事基础和临床研究、教学和科研、人才培养和诊疗实践工作，确定了中西医结合防治缺血性脑血管病和神经炎性变性疾病的研究方向，本书是在文献研究、实验研究和临床研究基础上编纂而成，可以说，本书的内容涵盖了作者多年来的学术研究成果。

本书在编写过程中，注重体现临床与科研的结合，注重体现科学性、先进性和实用性，注重体现规范性和可读性，力求较为系统、全面地论述缺血性脑血管病的中西医结合基础与临床研究新成果及防治进展。"工欲善其事，必先利其器"，笔者衷心地期盼本书能够成为广大中西医结合教学、科研和临床工作者的参考书，成为众多中西医结合防治脑病专业研究生的入门书。

本书是笔者主持的国家自然科学基金、国家中医药管理局张仲景传承与创新专项、山西省科技厅应用基础研究计划项目、山西省科技合作交流专项、中国科学院遗传与发育生物学研究所分子发育生物学国家重点实验室开放课题、山西省教育厅高等学校科技创新计划项目等的建设成果，是在山西中医药大学学科建设经费等项目的支持下完成的。团队的其他成员、校内外相关专家、研究生及本科同学对本书给予了极大的关注和支持，从事缺血性脑血管病研究的专家学者、笔者所在团队的部分成员认真阅读了本书的初稿并提出了中肯的修改意见和建议，在此一并表示诚挚的感谢！

虽已尽心竭力，但由于相关领域发展较快、进展颇多，不足之处在所难免，恳请广大读者能加以指正，不胜期盼之至。

宋丽娟

2024年6月于山西中医药大学

目 录

| 第一章 | 缺血性脑血管病概述 ·· 1
    第一节　缺血性脑血管病的病因分型 ··············· 2
    第二节　缺血性脑血管病的病因和发病机制 ······ 6

| 第二章 | 缺血性脑血管病的基础和临床研究 ················· 11
    第一节　缺血性脑血管病常用动物和细胞模型与评价　12
    第二节　缺血性脑血管病临床研究 ······················ 37

| 第三章 | 神经血管单元的构成及其在缺血性脑血管病中的作用 ······ 67
    第一节　神经血管单元的构成及其功能 ············· 68
    第二节　缺血性脑血管病中神经血管单元的作用及
　　　　　研究进展 ··· 72
    第三节　星形胶质细胞在脑缺血后神经血管单元中
　　　　　的作用 ·· 76
    第四节　小胶质细胞在脑缺血后神经血管单元中的作用 ······ 82

| 第四章 | 炎性反应等机制在缺血性脑血管病中的作用 ············ 91
    第一节　炎性反应及相关信号通路 ······················ 92
    第二节　氧化应激及相关信号通路 ······················ 100
    第三节　免疫反应及其信号通路 ·························· 108
    第四节　小胶质细胞自噬的作用及其信号通路 ···· 111
    第五节　血管再生及相关信号通路 ······················ 116

第五章 缺血性脑血管病的西医治疗 … 127

第一节 缺血性脑血管病的治疗原则 … 128
第二节 短暂性脑缺血发作的治疗 … 129
第三节 大动脉粥样硬化性脑梗死的治疗 … 131
第四节 心源性栓塞型脑梗死的治疗 … 137
第五节 小动脉闭塞性脑梗死的治疗 … 138
第六节 脑卒中单元 … 138

第六章 缺血性脑血管病的中医治疗 … 141

第一节 常用中药组方 … 142
第二节 常用中成药 … 147
第三节 常用的中药单体成分 … 148

第七章 缺血性脑血管病的康复 … 153

第一节 西医康复疗法 … 155
第二节 中医康复疗法 … 161

第八章 缺血性脑血管病的预防和复发预测 … 167

第一节 缺血性脑血管病的一级预防 … 169
第二节 缺血性脑血管病的二级预防 … 172
第三节 缺血性脑血管病的三级预防 … 173
第四节 中医治未病思想的应用 … 174
第五节 缺血性脑血管病复发风险预测——危险因素 … 176

第一章

缺血性脑血管病概述

缺血性脑血管病又称为缺血性脑卒中，是指各种脑血管病变所致脑部血液供应障碍，导致局部脑组织缺血、缺氧性坏死，而迅速出现相应神经功能缺损的一类临床综合征，可分为短暂性脑缺血发作、大动脉粥样硬化性脑梗死、心源性脑栓塞、小动脉闭塞性脑梗死（腔隙性脑梗死）等，是卒中的最常见类型，占70%~80%。

中医学认为，本病基本病机为正气亏虚，饮食、情志、劳倦内伤等引起气血逆乱，产生风、火、痰、瘀，导致脑脉痹阻，发为突然昏仆、半身不遂、口舌㖞斜、言语謇涩或不语、偏身麻木等。《内经》所记述的"大厥""薄厥""仆击""偏枯""风痱"等病证，与缺血性脑血管病的一些临床表现相似。其病位在脑，与心、肾、肝、脾密切相关。其病机有虚（阴虚、气虚）、火（肝火、心火）、风（肝风）、痰（风痰、湿痰）、气（气逆）、血（血瘀）六端，此六端多在一定条件下相互影响、相互作用。病性多为本虚标实、上盛下虚，在本为肝肾阴虚、气血衰少，在标为风火相煽、痰湿壅盛、瘀血阻滞、气血逆乱。

第一节
缺血性脑血管病的病因分型

对缺血性脑血管病患者进行病因分型有助于预后判断、指导治疗和二级预防决策。目前，在临床试验和临床实践中应用最为广泛的分型是急性卒中Org 10172治疗试验分型（TOAST分型）和中国缺血性卒中亚型分型（CISS分型）。

一、TOAST分型

（一）大动脉粥样硬化

具有颅内、颅外大动脉或其皮质分支因粥样硬化所致的明显狭窄（>50%），或有血管堵塞的临床表现或影像学表现。

1. 临床表现　失语、复视、意识改变及运动障碍等皮质损害体征，或脑干、小脑损害体征，以及间歇性跛行、同一血管支配区域的短暂性脑缺血发作、颈部血管杂音或搏动减弱等病史支持该亚型的诊断。

2. 头部影像学（CT或MRI）表现　大脑皮质、脑干、小脑或半球皮质下梗死灶直径>1.5cm。

3. 辅助检查　颈部血管彩色超声或数字减影血管造影（DSA）显示，颅内或颅外大动脉狭窄>50%，但应排除心源性栓塞的可能。若颈部血管彩色超声或血管造影无异常所见或改变轻微，则该型诊断不能确立。

（二）心源性栓塞

此型由来源于心脏的栓子致病。临床表现和影像学表现同大动脉粥样硬化型。若患者于发病前有1根以上血管所支配区域的短暂性脑缺血发作或脑卒中，或存在系统性栓塞，则支持心源性栓塞型的诊断，应可以确定至少有一种栓子是来源于心脏。应排除大动脉粥样硬化所致的栓塞或血栓形成。对于存在心源性栓塞重度危险因素且无其他病因的患者，应定为"可能"心源性栓塞。

（三）小动脉闭塞

此亚型在其他分型方法中被称为腔隙性脑梗死。临床表现为腔隙综合征，包括纯运动性卒中、纯感觉性卒中、感觉运动性卒中、共济失调性轻偏瘫综合征、构音障碍手笨拙综合征等，无大脑皮质受累的表现。有高血压、糖尿病病史者支持该型诊断。CT或MRI检查无异常发现，或脑干、皮质下梗死灶直径<1.5cm。若患者有潜在的心源性栓子或同侧颈内动脉颅外段狭窄>50%，可排除该亚型诊断。

（四）其他明确病因

此型指除外以上3种明确病因型的由其他少见病因所致的脑卒中。如凝血障碍性疾病，血液成分改变（红细胞增多症），各种原因（结核、钩端螺旋体病、梅毒等）引起的血管炎、血管畸形（动-静脉畸形、烟雾病等）。临床和影像学表现为急性缺血性脑卒中，辅助检查可提示有关病因。

（五）不明原因

经全面检查未发现病因者，辅助检查不完全、存在两种或多种病因不能确诊者。

二、CISS 分型

（一）大动脉粥样硬化

1.主动脉弓粥样硬化

（1）急性多发梗死病灶，特别是累及双侧前循环和/或前后循环同时受累。

（2）没有与之相对应的颅内或颅外大动脉粥样硬化性病变（易损斑块或狭窄≥50%）的证据。

（3）没有心源性卒中潜在病因的证据。

（4）没有可以引起急性多发梗死灶的其他病因，如血管炎、凝血异常及肿瘤性栓塞的证据。

（5）存在潜在病因的主动脉弓动脉粥样硬化证据（经高分辨MRI、MRA和/或经食管超声心动图证实的主动脉弓斑块＞4mm和/或表面有血栓）。

2.颅内外大动脉粥样硬化

（1）无论何种类型梗死灶（排除穿支动脉区孤立梗死灶），有相应颅内或颅外大动脉粥样硬化证据（易损斑块或狭窄≥50%）。

（2）对于穿支动脉区孤立梗死灶类型，以下情形也归到此类：其载体动脉有粥样硬化斑块或任何程度的粥样硬化性狭窄。

（3）需排除心源性卒中。

（4）排除其他可能的病因。

（二）心源性

1.急性多发梗死灶，特别是累及双侧前循环或前后循环共存的、在时间上很接近的、包括皮质在内的梗死灶。

2.无相应颅内外大动脉粥样硬化证据。

3.不存在能引起急性多发梗死灶的其他原因，如血管炎、凝血系统疾病、肿瘤性栓塞等。

4.有心源性卒中证据。

5.如果排除了主动脉弓粥样硬化,为肯定的心源性,如果不能排除,则考虑为可能的心源性。心源性卒中的潜在病因包括:二尖瓣狭窄,心脏瓣膜置换,既往4周内的心肌梗死,左心室附壁血栓,左心室室壁瘤,任何有记录的永久性或阵发性房颤或房扑、伴有或不伴有超声自发显影或左房栓子,病态窦房结综合征,扩张型心肌病,射血分数<35%,心内膜炎,心腔内团块,伴有原位血栓的卵圆孔未闭(patent foramen ovale,PFO),在脑梗死发生之前伴有肺栓塞或深静脉血栓形成。

(三)穿支动脉疾病

由于穿支动脉口粥样硬化或小动脉纤维玻璃样变所导致的急性穿支动脉区孤立梗死灶称为穿支动脉疾病。诊断标准如下:

1.与临床症状相吻合的发生在穿支动脉区的急性孤立梗死灶,不考虑梗死灶大小。

2.载体动脉无粥样硬化斑块或任何程度狭窄。

3.同侧近端颅内或颅外动脉有易损斑块或≥50%的狭窄,孤立穿支动脉急性梗死灶归类到不明原因(多病因)。

4.有心源性栓塞证据的孤立穿支动脉区梗死灶归类到不明原因(多病因)。

5.排除了其他病因。

(四)其他病因

存在其他特殊疾病(如血管相关性疾病、感染性疾病、遗传性疾病、血液系统疾病、血管炎等)的证据,这些疾病与本次脑卒中相关,且可通过血液学检查、脑脊液检查及血管影像学检查证实,同时排除了大动脉粥样硬化或心源性脑卒中的可能。

(五)病因不确定

1.未发现能解释本次缺血性脑卒中的病因。

2.多种病因:发现两种以上病因,但难以确定哪一种与该次脑卒中有关。

3.未知病因:未发现确定的病因,或有可疑病因但证据不够强,除非再做更深入的检查。

4.未定病因:常规血管影像或心脏检查都未能完成,难以确定病因。

第二节
缺血性脑血管病的病因和发病机制

（一）短暂性脑缺血发作

短暂性脑缺血发作（transient ischemic attack，TIA）是由于局部脑或视网膜缺血引起的短暂性神经功能缺损，临床症状一般不超过1小时，最长不超过24小时，且无责任病灶的证据。

1.病因 TIA的发病与动脉粥样硬化、动脉狭窄、心脏病、血液成分改变及血流动力学改变等有关。

2.发病机制 主要有以下两种发病机制。

（1）血流动力学改变：是在各种原因（如动脉硬化和动脉炎等）所致的颈内动脉系统或椎基底动脉系统的动脉严重狭窄基础上，血压急剧波动和下降导致原来靠侧支循环维持血液供应的脑区发生一过性缺血。血流动力型TIA的临床症状发作频率通常密集，每次发作持续时间短暂，一般不超过10分钟。

（2）微栓塞：主要来源于动脉粥样硬化的不稳定斑块或附壁血栓的破碎脱落、瓣膜性或非瓣膜性心源性栓子及胆固醇结晶等。微栓子阻塞小动脉常导致其供血区域脑组织缺血，当栓子破碎移向远端或自发溶解时，血流恢复，症状缓解。微栓塞型TIA的临床症状多变，发作频率通常稀疏，每次发作持续时间一般较长。

（二）大动脉粥样硬化性脑梗死

1.病因 动脉粥样硬化是本病的根本病因。脑动脉粥样硬化主要发生在管径500μm以上的动脉，以动脉分叉处多见，如颈总动脉与颈内、外动脉分叉处，大脑前、中动脉起始段，以及椎动脉在锁骨下动脉的起始部、椎动脉进入颅内段、基底动脉起始段及分叉部。动脉粥样硬化斑块分为易损斑块和稳定斑块两种类型，目前认为易损斑块破裂是动脉粥样硬化导致血栓栓塞的重要原因。而脑动脉阻塞后是否导致脑梗死，与缺血脑组织的侧支循环和缺血程度有关，也与缺血持续时间和缺血脑组织对缺血的耐受性有关。

2.发病机制

(1)原位血栓形成:是大动脉粥样硬化性脑梗死最主要的发病机制。血栓性阻塞导致大动脉急性闭塞或严重狭窄,发展相对较慢,其症状常在数小时或数天内不断进展,临床主要表现为大面积脑梗死。

(2)动脉-动脉栓塞:相当常见,为动脉粥样硬化血管壁上的血栓栓子发生脱落,阻塞远端的动脉。脑梗死在主干病变血管的供血区域内,一般梗死灶较小,症状较局限。

(3)斑块内破裂出血:单纯斑块内破裂出血导致血管急性完全闭塞的情况较少,常合并局部血栓形成导致脑梗死,或导致血管严重狭窄,在合并低灌注时出现局部脑缺血核心区梗死,或在缺血核心区发生梗死的同时出现血管交界区分水岭梗死。

(4)低灌注:大动脉粥样硬化导致的严重血管狭窄没有明显改变,但合并低灌注导致血管交界区发生分水岭梗死。

(5)载体动脉病变堵塞穿支动脉:动脉粥样硬化病变或血栓形成累及载体动脉分支开口,导致穿支动脉闭塞发生脑梗死。

(三)心源性脑栓塞

心源性脑栓塞的栓子通常来源于心房、心室壁血栓及心脏瓣膜赘生物,少数来源于心房黏液瘤,也见于静脉栓子经未闭合的卵圆孔和缺损的房间隔迁移到脑动脉(称为反常栓塞)。

1.病因 包括非瓣膜性心房颤动(简称房颤)、风湿性心脏病、急性心肌梗死、左心室血栓、充血性心力衰竭、人工心脏瓣膜、扩张型心肌病,以及感染性心内膜炎、非细菌性血栓性心内膜炎、病态窦房结综合征、左心房黏液瘤、房间隔缺损、卵圆孔未闭、心房扑动、二尖瓣脱垂、二尖瓣环钙化、心内膜纤维变性等。

2.发病机制

(1)非瓣膜性心房颤动是心源性脑栓塞最常见的病因,约占心源性脑栓塞的50%。栓子主要来源于左心耳。其主要发病机制是房颤导致血流缓慢淤滞,在低剪切率和其他因素作用下激活凝血级联反应,最后形成红细胞-纤维蛋白血栓(红色血栓),导致脑栓塞。

(2)风湿性心脏瓣膜病患者10%~20%发生脑栓塞,栓子主要成分为红色血栓和血小板-纤维蛋白血栓(白色血栓)。狭窄的瓣膜表面不规则,逐渐出现粘连、钙化等心脏瓣膜病变，激活血小板，导致血栓形成。风湿性心脏瓣膜病常合并房颤，导致心房和心室扩大，这些因素均显著增加了血栓形成的可能性。

（3）急性心肌梗死导致的脑栓塞约占心源性脑栓塞的10%。大多数栓子来源于左心室心肌梗死形成的附壁血栓，心尖部尤为多见；少数来源于左心房。急性心肌梗死还可以继发高凝状态，促进心脏血栓形成。这种继发高凝状态甚至可在心肌梗死后数天或数周内导致静脉血栓形成或诱发动脉血栓形成，造成血栓栓塞事件。

（4）感染性心内膜炎约20%发生脑栓塞。其瓣膜和心内膜赘生物栓子主要由血小板、纤维蛋白、红细胞和炎性细胞组成。病原体通常由很厚的纤维素包裹，这给抗生素治疗带来了很大困难。栓子一般较小，尸检时常见皮质和皮质下多发小梗死，较大的梗死多见于金黄色葡萄球菌性心内膜炎患者。少数患者出现梗死后出血转化。感染栓子可破坏动脉引起脑出血或蛛网膜下腔出血。

（5）非细菌性血栓性心内膜炎是导致脑栓塞的重要病因，主要见于癌症、系统性红斑狼疮和抗磷脂抗体综合征等高凝状态疾病。纤维瓣膜增厚，心脏瓣膜和邻近的心内膜上出现许多赘生物，这些赘生物主要是血小板和纤维蛋白的混合物。

（四）小动脉闭塞性脑梗死

小动脉闭塞性脑梗死又称腔隙性脑梗死，指大脑半球或脑干深部的小穿通动脉，在长期高血压等危险因素基础上，血管壁发生病变，最终管腔闭塞，导致动脉供血区脑组织发生缺血性坏死（其梗死灶直径<2cm），从而出现急性神经功能损害的一类临床综合征。

1.病因 目前认为小动脉硬化是其主要病因。高龄、高血压、糖尿病、吸烟和家族史是本病发病的主要危险因素。

2.发病机制 脑的深部小梗死灶或皮质下小梗死是单个小穿通动脉闭塞引起的。

（1）微粥样硬化斑：靠近主干动脉的穿通动脉血管直径较小，在高血压等因素的作用下容易出现脂质透明变性和微粥样硬化斑等小动脉硬化病理改变，目前认为微粥样硬化斑是导致小穿通动脉闭塞或狭窄的最主要原因。

（2）其他：载体动脉粥样硬化病变或血栓形成累及小穿通动脉开口。当小穿通动脉狭窄时，低灌注是导致脑组织缺血坏死的重要机制。偶尔，责任小穿通动脉的组织病理学检查显示没有明显的血管病变，推测动脉-动脉栓塞或心源性栓塞阻塞小穿通动脉可能是其发病机制。

参考文献

[1] 中华医学会，中华医学会杂志社，中华医学会全科医学分会，等. 缺血性卒中基层诊疗指南（2021年）[J]. 中华全科医师杂志，2021，20（9）：927-946.

[2] SUN X W, LIU H, SUN Z R, et al. Acupuncture protects against cerebral ischemia-reperfusion injury via suppressing endoplasmic reticulum stress-mediated autophagy and apoptosis[J]. Mol Med, 2020, 26(1): 105.

[3] LTZSCHIG H K, ECKLE T. Ischemia and reperfusion-from mechanism to translation[J]. Nat Med, 2011, 17(11): 1391-1401.

[4] ASBERG S, ERIKSSON M, HENRIKSSON K M, et al. Warfarin-associated intracerebral hemorrhage after ischemic stroke[J]. Stroke, 2014, 45(7): 2118-2120.

[5] SHETH K N, SMITH E E, GRAU-SEPULVEDA M V, et al. Drip and ship thrombolytic therapy for acute ischemic stroke: use, temporal trends and outcomes[J]. Stroke, 2015, 46(3): 732-739.

[6] 侯昆，戴海龙，肖志成. 脑缺血再灌注损伤研究进展[J]. 中国心血管病研究，2016，14（1）：10-15.

[7] 姚勇刚. MG53对脑缺血再灌注损伤的保护作用及其机制研究[D]. 重庆：第三军医大学，2016：78-95.

[8] 苏志达，李瑜，李宏建. 卒中治疗药物临床前的实验研究[J]. 国外医学：脑血管疾病分册，2000，8（5）：290-293.

[9] LIU S J, SAVTCHOUK I. Ca^{2+} permeable AMPA receptors switch allegiances: mechanisms and consequences[J]. J Physiol, 2012, 590(1): 13-20.

[10] 侯杨，冯娟. 脑缺血再灌注损伤与自噬关系的研究进展[J]. 中风与神经疾病杂志，2018，35（3）：272-275.

[11] 荣妍，何昱，程兰，等. 养阴通脑颗粒有效成分配伍对脑缺血再灌注损伤大鼠保护作用机制的研究［J］. 中国药学杂志，2018，53（3）：199-204.

[12] 万浩芳，万海同，周惠芬，等. 大黄总蒽醌提取物对脑缺血再灌注损伤的保护作用及其机制［J］. 中成药，2018，40（4）：771-776.

[13] AHADPOUR M, ESKANDARI M R, MASHAYEKHI V, et al. Mitochondrial oxidative stress and dysfunction induced by isoniazid: study on isolated rat liver and brain mitochondria［J］. Drug Chem Toxicol, 2016, 39(2): 224-232.

[14] LIU H X, WU X, LUO J N, et al. Adiponectin peptide alleviates oxidative stress and NLRP3 inflammasome activation after cerebral ischemia-reperfusion injury by regulating AMPK/GSK-3β［J］. Exp Neurol, 2020, 329: 113302.

02 第二章

缺血性脑血管病的基础和临床研究

随着日新月异的研究范式变革，缺血性脑血管病领域的研究呈现出多层次、多维度、多学科融合交叉的发展态势，我们需要针对该领域的前沿热点和临床实践的技术瓶颈，促进基础研究与临床研究的双向转化，推动缺血性脑血管研究的创新发展。

第一节
缺血性脑血管病常用动物和细胞模型与评价

一、动物模型

（一）局灶性脑缺血模型

局灶性脑缺血是指在某个特定脑区的脑血流量降低。文献中采用的局灶性脑缺血模型的复制方法有光化学法、化学物质法及线栓法等。

1.光化学法 当光敏剂（如孟加拉红、光敏色素Ⅱ）注入循环血流时，在特定波长的光照下发生光化学反应，产生单线态氧，使血管内皮细胞表面的某些不饱和脂肪酸和蛋白质发生过氧化，以致血管内皮细胞受损产生血小板微血栓，形成局灶性脑梗死。

目前该模型分为4型：Ⅰ型为大脑皮质终末动脉阻塞模型，Ⅱ型为环形照射模型，Ⅲ型为大脑中动脉阻塞（middle cerebral artery occlusion，MCAO）模型，Ⅳ型为颈总动脉阻塞模型。

Waston模型为经典的光化学法诱导大脑皮质局灶性脑缺血模型，虽然该模型有缺血半暗带的存在，但其范围狭小易于消失，也不便于观察缺血半暗带的变化及相关药物的防治作用，因此应用较少。有研究者在模型动物大脑中动脉（middle cerebral artery，MCA）起始端用光纤定位照射诱导MCA闭塞，并通过二次激光照射或血管内滴注尼莫地平使血管再通，从而制作MCAO模型。光敏剂所诱导的颈总动脉阻塞模型属于多发性脑梗死模型，此种方法模拟了人类常见的一种栓子所致脑梗死的模型，但是所需光照强度和光敏剂剂量大，动物模型长期的死亡率较高，可用于多发性脑梗死及抗血小板集聚药物的研究，但不利于长期脑缺血模型的研究。

光化学法复制模型的特点是可任意选定栓塞部位，且部位恒定、栓塞大小及部位重复性好，大鼠存活率高，可有效避免年龄错配、与临床发病生理学和病理学不符等缺点，更适合于验证老年人缺血性脑血管病干预治疗的研究。

2. 化学物质法 借助化学物质可直接损伤血管内皮，使局部形成血栓而引起脑梗死。但该方法栓塞部位不恒定，在动脉中不易形成血栓。内皮素-1是目前已知作用最强的血管收缩活性物质，由内皮细胞产生。在中枢神经系统中，内皮素-1通过其强烈持久的收缩血管作用，使局部脑血流量减少，促进梗死灶的形成，还可通过直接损伤神经细胞及胶质细胞而诱发脑卒中。有多数研究者通过向脑内定位注射内皮素-1诱导局灶性脑缺血模型。该模型是一种可逆性局灶性脑缺血模型，可以通过控制内皮素-1的量来控制缺血和再通的时间。

3. 线栓法 从颈外动脉向颈内动脉中插入尼龙线，依靠插线前端和侧壁阻断MCA起始端及侧支的血液供应，形成MCAO模型；一定时间后拔出插线恢复血流，制作再灌注模型。线栓的插入传统上有两种方法：一种是从颈内动脉或颈总动脉插入线栓；另一种是采用颈外动脉切口，插入后向下，轻按颈外动脉，使之与颈内动脉呈近似直线，顺颈外动脉走向在颈内动脉中缓慢推进，直至感觉有少许阻力为止。

线栓法复制模型的特点是不需要开颅手术，创伤小，方法简便，不影响脑缺血后脑水肿和颅内压等病理变化，适合于局部损伤后脑功能改变及治疗药物评价等实验研究，是目前应用最广泛的脑血管疾病模型的复制方法。

此外，还有开颅机械闭塞大脑中动脉法、微栓子栓塞法、加压夹闭法、电凝法、电刺激法和机械压迫皮质梗死法等模型复制方法。

（二）全脑缺血模型

全脑缺血是指全部或大部分脑区的血流量降低。全脑缺血模型大致可分为双血管阻断模型、三血管阻断模型、四血管阻断模型、七血管阻断模型。这些模型都是通过闭塞相应血管造成永久性全脑缺血，或通过反复闭塞造成短暂性全脑缺血反复发作来模拟人类全脑缺血的过程。这些方法对于慢性脑缺血、脑缺血的药物及某些特殊领域研究具有较高的价值，但同时也存在着诸多不稳定因素，如四血管阻断模型和七血管阻断模型操作相当复杂，且成活率较低；双血管阻断模型存在侧支循环而造成缺血不完全，严重干扰其他脏器的血供和实验结果；等等。

心搏骤停致全脑缺血模型也是全脑缺血模型的一种。通过心导管注射冷的氯化钾溶液导致心搏骤停，经过一定时间后，给予心肺复苏，就可造成暂时性全脑缺血模型。此外，窒息也可以导致心搏骤停。

（三）脑梗死气虚血瘀证模型

病证结合动物模型融合了现代医学病理学动物模型和中医证候动物模型两者共同的特点和因素，使模型动物同时具有西医疾病和中医证候的特征，是阐明中医基础理论、辨证论治关系、全面客观反映中药药效作用较为理想的载体。

气虚血瘀证在中风的辨证分型中所占比例较高。王磊沙等依据对脑梗死气虚血瘀证病因、病机的认识，根据中医"劳则气耗"的理论，结合气虚血瘀型中风的中医证候诊断标准和实验动物本身特点，初步建立了模型评价体系，包括：主证（半身不遂），用神经功能缺损评分诊断大鼠半身不遂程度；兼症（气短乏力），用大鼠体重变化和抓力大小诊断大鼠是否瘦弱乏力；舌象（舌质暗淡），通过舌面图像R、G、B值分析大鼠舌面色泽深浅；脉象（脉沉细），通过脉搏幅度诊断大鼠脉搏状态。并发现睡眠剥夺复合脑梗死手术适合用来建立脑梗死气虚血瘀证大鼠模型。睡眠剥夺：每天睡眠剥夺16小时（每天16:00至次日8:00），睡眠剥夺1周后行脑梗死手术，术后第2天继续睡眠剥夺4周。

二、细胞模型

（一）糖氧剥夺（oxygen and glucose deprivation，OGD）模型

OGD是使用低氧装置（如三气培养箱、厌氧工作站等）结合无糖培养液来模拟缺糖缺氧环境。经OGD处理一段时间后，可转移至正常氧环境和含糖培养液条件下继续培养，来模拟细胞或组织缺血再灌注损伤的病理生理学过程，即OGD/R损伤模型。

（二）化学药物诱导法

叠氮化钠、氰化钠等氧化代谢抑制剂能通过与细胞色素氧化酶紧密结合来抑制氧化磷酸化过程，并且阻止线粒体产生ATP，低亚硫酸钠也常被作为缺氧诱导剂。这些化学药物会造成体外培养环境的缺氧状态，可与无糖培养基联用

模拟体内缺血的环境。但是，这些化学药物是不能够完全模拟体内脑缺血和再灌注损伤的，且通常稳定性较低，会出现较多的影响因素，存在较大的局限性。

三、评价

（一）缺乏中医证型动物模型制备的评价研究

动物模型的成功与否关系到治疗手段及作用机制研究的医学价值。目前繁多的缺血性脑卒中动物模型尚未见统一的评价标准。从缺血性脑卒中造模方法看，多种方法均可造成脑梗死灶，但其模型的评价标准尚未统一。尤其是复合中医病证结合缺血性脑卒中动物模型的评价问题。如通过持续力竭性游泳复合线栓法及饥饿、疲劳、寒湿、高脂饮食等多因素复合线栓法复制气虚血瘀证脑缺血动物模型，两种方法均可建立缺血性脑卒中气虚血瘀证大鼠模型，但哪种方法建立的模型更接近临床，没有人对其进行对比研究。而将此两种模型用于中医药治疗缺血性脑血管病的作用机制评价时可能会产生不同的结果，因此，对其实验结果的评定是值得考虑的。

（二）缺血性脑血管病动物模型与中医证型相关性研究资料较少

脑缺血疾病动物模型的建立必须具备以下几点：模型与原型之间有相似关系，能代替原型；通过对模型的研究应能得出原型的信息。就中医证候动物模型而言，所谓原型就是指中医证候及具有中医特色病证结合的病理反应。判断中医证候动物模型成功与否的依据或标准是是否符合中医理论及现代研究成熟的新理论。目前建立病与证结合的缺血性脑卒中动物模型的方法很多，归纳起来可分为两类：一是利用致病因素造成病理模型，再通过改变生理状况使之产生症候表现，如通过持续力竭性游泳复合线栓法建立缺血性脑卒中气虚血瘀证大鼠模型；二是利用致病因素造成病理模型，再注射致病物质造成相应证型，如通过腹腔注射角叉聚糖复合线栓法建立缺血性脑卒中火毒证大鼠模型、通过注射内毒素制备瘀热证脑缺血动物模型等。

这些研究充分说明中医缺血性脑血管病动物实验取得了一定的进展，但其研究工作还比较粗浅，主要表现在以下2个方面：一是在症状、脉象和舌象、实验室与特殊检查、病因与治疗反应等方面缺乏与人临床证候相符的动物模型研究的相关资料；二是缺乏上述动物模型与临床患者相似性的比较研究。

四、著者前期基础研究举隅

缺血性脑卒中患者有更高的脑血管意外事件或死亡风险，梗死区域血流供应恢复引起的再灌注损伤也严重影响其预后。细胞自噬，特别是神经元细胞的自噬，参与了脑缺血再灌注的整个过程，并通过能量释放挽救细胞凋亡。自噬受到广泛的信号通路及机制的调控，并在缺血性脑卒中中发挥着双刃剑作用，其中SIRT1/HIF-1α/BNIP3信号通路诱导的神经元自噬可能对脑缺血再灌注损伤发挥有益作用。

缺血性脑卒中的常见临床类型为气虚血瘀，治法则采用益气、逐瘀和活血等法。中药红花活血通经、散瘀止痛的功效在多种血液循环障碍的疾病中有良好表现，其主要活性成分羟基红花黄色素A（HSYA）近年来被广泛用于脑血管疾病的治疗且疗效确切，HSYA常表现出抗氧化应激和抗炎等生物活性，然而其对自噬的调控作用尚不明确。本研究分别采用SD大鼠和SH-SY5Y神经元细胞在体内/外制备脑缺血再灌注损伤模型模拟临床过程。首先，观察HSYA是否对脑缺血再灌注引起的神经损伤具有保护作用；其次，观察HSYA是否通过调控神经元细胞的自噬减轻脑缺血再灌注引起的细胞凋亡；最后，探究HSYA是否通过SIRT1/HIF-1α/BNIP3信号通路调控神经元自噬并发挥神经保护作用。

（一）HSYA改善脑缺血再灌注损伤的研究

1. 目的 通过建立大鼠大脑中动脉闭塞再灌注（MCAO/R）损伤模型，观察HSYA对脑缺血再灌注损伤的神经保护作用。

2. 方法 通过改良的线栓法建立SD大鼠MCAO/R损伤模型，将大鼠随机分为假手术组（Sham组）、模型组（MCAO/R组）和羟基红花黄色素A干预组（MCAO/R+HSYA组）。根据神经功能评分（Z-Longa）、TTC染色及TUNEL染色评价MCAO/R损伤模型的制备和药物的神经保护作用。

3. 结果

（1）HSYA降低MCAO/R损伤大鼠神经功能评分：通过对神经评分的观察，可以判断MCAO/R损伤大鼠的神经损伤程度及HSYA的神经保护效果。结果显示，Sham组大鼠神经功能评分为0，即没有神经功能的损伤；与Sham组相比，MCAO/R组大鼠脑缺血再灌注24小时后神经功能评分显著升高，表现出明显的神经功能损伤（$P<0.01$）；与MCAO/R组相比，MCAO/R+HSYA组大鼠脑缺血再灌注24小时后的神经功能评分显著降低，神经功能损伤情

况得到有效缓解（$P<0.01$）。（图2-1-1）

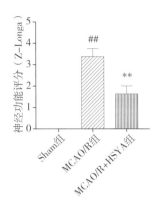

图2-1-1　大鼠神经功能评分

注：与Sham组相比，##$P<0.01$；与MCAO/R组相比，**$P<0.01$。

（2）HSYA降低MCAO/R损伤大鼠脑梗死面积：通过TTC染色可以清晰地观察到MCAO/R损伤大鼠的脑梗死面积变化，其中红色区域为正常脑组织，白色区域为脑组织梗死区域。结果显示，Sham组无脑梗死区域；与Sham组相比，MCAO/R组大鼠脑缺血再灌注24小时后可观察到显著的脑梗死发生（$P<0.01$）；与MCAO/R组相比，MCAO/R+HSYA组大鼠脑缺血再灌注24小时后脑梗死面积显著缩小，HSYA表现出较好的保护作用（$P<0.01$）。（图2-1-2）

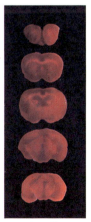
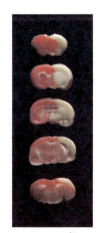
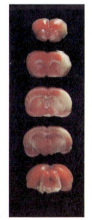

Sham组　　　MCAO/R组　　　MCAO/R+HSYA组

A

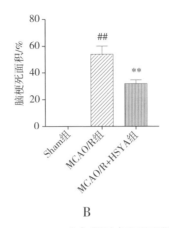

B

图2-1-2　HSYA对大鼠脑梗死面积的影响

注：与Sham组相比，##$P<0.01$；与MCAO/R组相比，**$P<0.01$。

（3）HSYA降低MCAO/R损伤大鼠神经元细胞凋亡率：通过对大鼠脑组织切片进行TUNEL/NeuN双染，以观察HSYA对海马区神经元凋亡的影响。结果显示，Sham组仅可观察到个别散在的神经元凋亡；与Sham组相比，MCAO/R组大鼠脑缺血再灌注24小时后可观察到数量较多的TUNEL染色阳性与NeuN染色共定位的神经元凋亡（$P<0.01$）；与MCAO/R组相比，MCAO/R+HSYA组大鼠脑缺血再灌注24小时后TUNEL染色阳性与NeuN染色共定位的神经元细胞凋亡明显减少（$P<0.01$）。（图2-1-3）

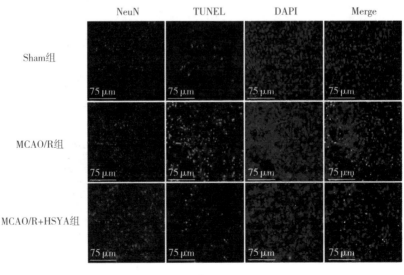

A

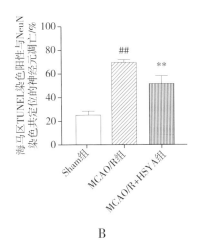

B

图2-1-3 TUNEL染色检测大鼠海马神经元凋亡情况

注：与Sham组相比，##$P<0.01$；与MCAO/R组相比，**$P<0.01$。

4.结论 HSYA能够改善MCAO/R损伤大鼠神经功能缺损，减轻脑梗死面积，降低神经元细胞凋亡率，发挥神经保护作用。

（二）HSYA激活神经元自噬减轻脑缺血再灌注损伤的研究

1.目的 通过建立SD大鼠MCAO/R损伤模型和SH-SY5Y细胞糖氧剥夺/复糖复氧（OGD/R）损伤模型，观察HSYA对脑缺血再灌注损伤后神经元细胞自噬的影响，探究HSYA是否可以通过调控神经元自噬抑制细胞凋亡。

2.方法

（1）采用SD大鼠建立MCAO/R损伤模型，将大鼠随机分为假手术组（Sham组）、模型组（MCAO/R组）和羟基红花黄色素A干预组（MCAO/R+HSYA组）。通过蛋白质印迹法检测大鼠脑组织中LC3、Beclin-1和P62的蛋白表达量，免疫荧光染色观察LC3和P62与神经元共定位的表达数量。

（2）建立SH-SY5Y细胞OGD/R损伤模型，将细胞随机分为正常对照组（Normal组）、模型组（OGD/R组）、HSYA干预组（OGD/R+HSYA组）、自噬抑制剂组（OGD/R+3MA组）和自噬抑制剂+HSYA干预组（OGD/R+3MA+HSYA组）。通过MTT法和LDH法检测HSYA的最佳治疗浓度；采用透射电镜观察细胞内自噬小体数量；采用Ad-mCherry-GFP-LC3B腺病毒转染观察细胞自噬流状态；通过蛋白质印迹法检测LC3、Beclin-1、P62、Cleaved-caspase3、Bax和Bcl-2的表达；TUNEL染色及流式细胞术检测细胞凋亡情况，探讨HSYA对神经元自噬与凋亡的影响。

3.结果

（1）HSYA促进MCAO/R损伤大鼠自噬激活：为了明确HSYA对MCAO/R损伤大鼠自噬的影响，通过蛋白质印迹法观察发现，与Sham组相比，MCAO/R组自噬相关蛋白Beclin-1表达升高，LC3-Ⅱ/LC3-Ⅰ比率增加，P62表达降低（$P<0.05$），提示有一定的自噬激活；与MCAO/R组相比，MCAO/R+HSYA干预组中Beclin-1表达进一步升高，LC3-Ⅱ/LC3-Ⅰ比率显著变大，而P62表达进一步降低，表示HSYA进一步诱导了MCAO/R损伤急性期大鼠的自噬激活（$P<0.01$）。（图2-1-4）

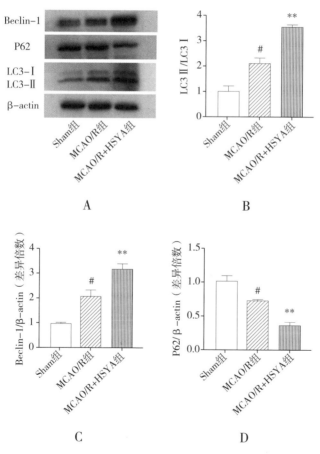

图2-1-4　大鼠脑栓塞再灌注损伤后自噬相关蛋白的表达情况

注：与Sham组相比，#$P<0.05$；与MCAO/R组相比，**$P<0.01$。

（2）HSYA激活MCAO/R损伤大鼠神经元自噬的表达：为了验证HSYA对MCAO/R损伤大鼠海马神经元细胞自噬的影响，采用神经元特异性标记抗体与自噬特异性指标LC3和P62分别进行荧光双染检测。结果显示，与Sham组相比，MCAO/R组LC3/NeuN和P62/NeuN的共表达增加，LC3与P62荧光斑点增多（$P<0.01$）；与MCAO/R组相比，MCAO/R+HSYA组LC3/NeuN和P62/NeuN的共表达数量进一步增加，LC3与P62的荧光斑点显著增多（$P<0.01$），表明HSYA可以促进MCAO/R损伤急性期大鼠海马神经元自噬的发生。（图2-1-5）

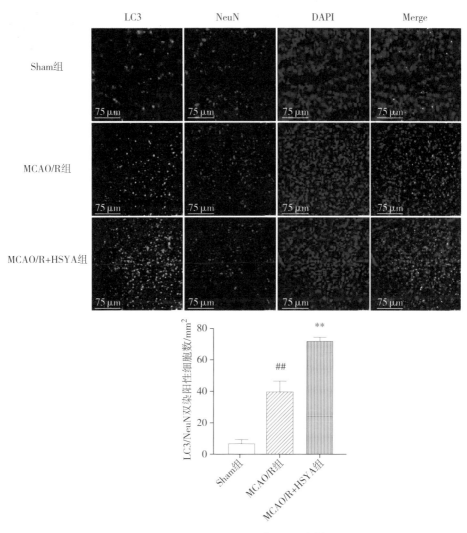

A. 大鼠海马LC3/NeuN荧光双染结果

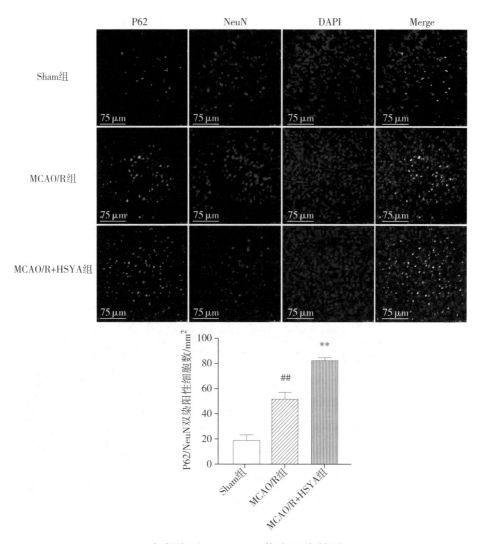

B. 大鼠海马P62/NeuN荧光双染结果

图2-1-5 HSYA对大鼠海马神经元自噬的影响

注：与Sham组相比，##$P<0.01$；与MCAO/R组相比，**$P<0.01$。

（3）探索OGD/R损伤细胞模型中HSYA的最佳浓度：MTT法和LDH法检测结果显示，与OGD/R组相比，1μmol/L的HSYA对SH-SY5Y细胞无明显保护作用；而5μmol/L、25μmol/L、75μmol/L、150μmol/L的HSYA均表现出细胞保护作用，且浓度为25μmol/L时可以显著减轻神经元细胞损伤（$P<0.01$），故将其作为最佳药物浓度用于后续实验。（图2-1-6）

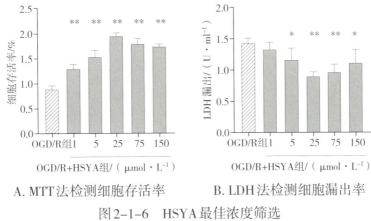

A. MTT法检测细胞存活率　　B. LDH法检测细胞漏出率

图2-1-6　HSYA最佳浓度筛选

注：与OGD/R组相比，$^{**}P<0.01$，$^{*}P<0.05$。

（4）HSYA诱导OGD/R损伤神经元自噬体的形成：应用透射电镜观察SH-SY5Y细胞的超微结构，以采集OGD/R损伤后细胞的形态变化。结果发现，Normal组细胞内部结构正常，形态良好，核膜光滑完整，核仁清晰，线粒体等细胞器结构正常。而OGD/R组细胞形态不规则，核周间隙增宽，开始出现具有自噬体特征的囊泡，说明OGD/R损伤下的免疫机制引起了神经元自噬的激活。与OGD/R组相比，OGD/R +HSYA组神经元形态趋向良好，核膜较规则，自噬体数量显著增多，提示HSYA通过激活OGD/R损伤下的神经元自噬促进了受损线粒体的清除，减轻神经元损伤。（图2-1-7）

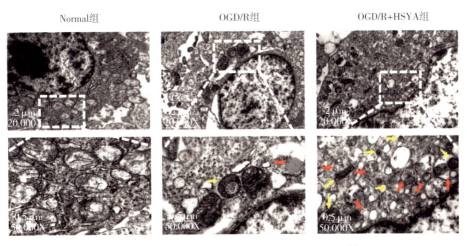

图2-1-7　透射电镜观察各组神经元细胞自噬体情况

注：黄色箭头代表自噬小体，红色箭头代表自噬溶酶体。

（5）HSYA激活OGD/R急性期神经元自噬水平：为了明确HSYA对神经元细胞自噬的调控作用，应用蛋白质印迹法检测SH-SY5Y细胞中自噬相关指标Beclin-1、LC3-Ⅱ/LC3-Ⅰ和P62的表达情况。结果显示，与Normal组相比，OGD/R组细胞中LC3-Ⅱ/LC3-Ⅰ比率增加（$P<0.05$），Beclin-1表达升高，P62蛋白水平下降（$P<0.01$），提示有一定的自噬激活。与OGD/R组相比，OGD/R+HSYA组细胞中Beclin-1蛋白表达及LC3-Ⅱ/LC3-Ⅰ水平均显著升高（$P<0.01$），P62蛋白水平显著下降（$P<0.05$），表明HSYA对OGD/R损伤下的机体保护性自噬进行了进一步的激活。（图2-1-8）

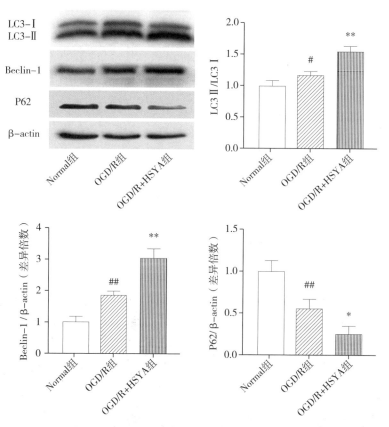

图2-1-8　HSYA对神经元细胞自噬相关蛋白表达影响

注：与Normal组相比，$^{\#\#}P<0.01$，$^{\#}P<0.05$；与OGD/R组相比，$^{**}P<0.01$，$^{*}P<0.05$。

（6）HSYA减轻OGD/R损伤急性期神经元凋亡水平：为了明确HSYA对神经元细胞凋亡的调控作用，应用蛋白质印迹法检测SH-SY5Y细胞中凋亡相关指标Cleaved-caspase3、Bax和Bcl-2的表达情况。结果显示，与Normal组相比，OGD/R组细胞中Cleaved-caspase3蛋白水平增高（$P<0.01$），Bcl-2/Bax比值下降（$P<0.05$）；与OGD/R组相比，OGD/R+HSYA组细胞中Cleaved-caspase3蛋白水平降低（$P<0.05$），Bcl-2/Bax比值明显增高（$P<0.01$）。（图2-1-9）

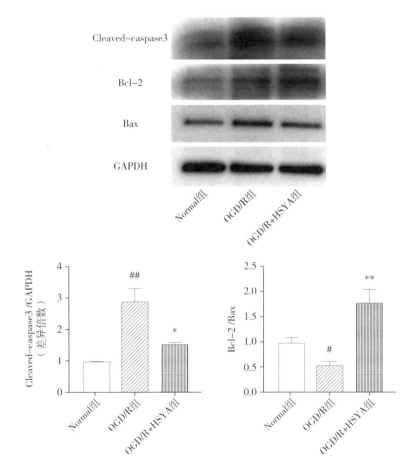

图2-1-9　HSYA对神经元细胞凋亡相关蛋白表达影响

注：与Normal组相比，##$P<0.01$，#$P<0.05$；与OGD/R组相比，**$P<0.01$，*$P<0.05$。

TUNEL的结果显示，Normal组中有少量生理性细胞凋亡；与Normal组相比，OGD/R组中TUNEL染色阳性细胞显著增多（$P<0.01$）；与OGD/R组相比，OGD/R+HSYA组中TUNEL染色阳性细胞明显减少（$P<0.01$），提示

HSYA能减轻OGD/R诱导的神经元细胞凋亡。（图2-1-10）

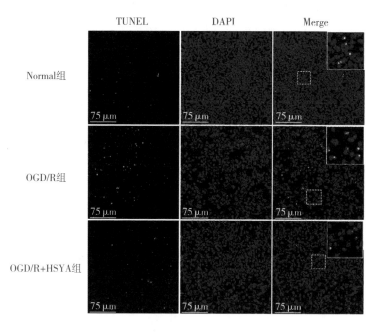

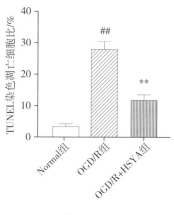

图2-1-10　TUNEL染色观察神经元细胞凋亡情况

注：与Normal组相比，##$P<0.01$；与OGD/R组相比，**$P<0.01$。

（7）HSYA通过激活神经元细胞自噬减轻凋亡：蛋白质印迹法检测神经元细胞中Beclin-1、LC3-Ⅱ/LC3-Ⅰ、P62、Cleaved-caspase3、Bax和Bcl-2蛋白的表达以分别观察神经元的自噬及凋亡情况，探究二者的联系。结果显示，与Normal组相比，OGD/R组细胞中Beclin-1、LC3-Ⅱ/LC3-Ⅰ和

Cleaved-caspase3 的蛋白表达水平增高（$P<0.01$），P62 和 Bcl-2/Bax 表达下降（$P<0.01$）；与 OGD/R 组相比，OGD/R+HSYA 组细胞中 Beclin-1、LC3-Ⅱ/LC3-Ⅰ和 Bcl-2/Bax 表达显著增高（$P<0.01$），P62 和 Cleaved-caspase3 蛋白表达水平显著降低（$P<0.01$）；与 OGD/R 组相比，OGD/R+3MA 组细胞中 P62 和 Cleaved-caspase3 的表达增高（$P<0.01$），Beclin-1、LC3-Ⅱ/LC3-Ⅰ（$P<0.01$）和 Bcl-2/Bax（$P<0.05$）的表达下降；与 OGD/R+3MA 组相比，OGD/R+3MA+HSYA 组细胞 Beclin-1、LC3-Ⅱ/LC3-Ⅰ和 Bcl-2/Bax 表达增高（$P<0.01$），P62 和 Cleaved-caspase3 表达下降（$P<0.01$）。（图 2-1-11）

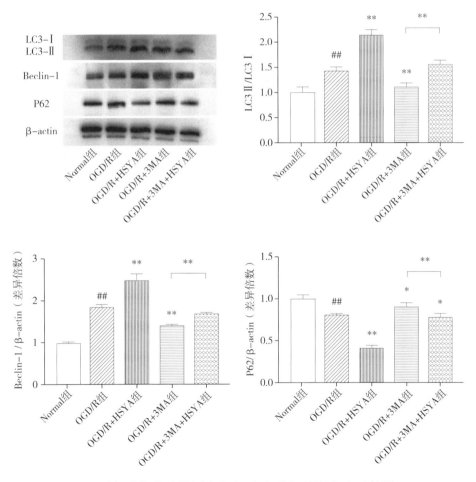

A. 蛋白质印迹法检测各组细胞自噬相关蛋白表达情况

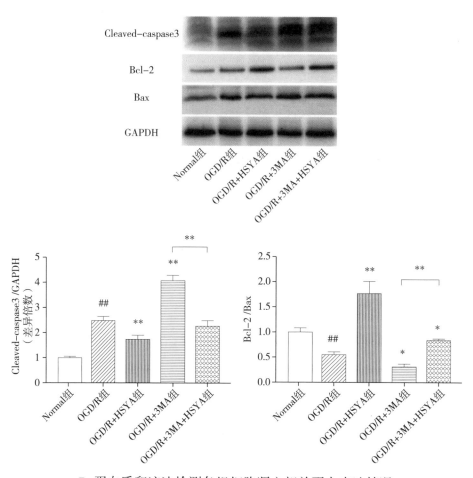

B. 蛋白质印迹法检测各组细胞凋亡相关蛋白表达情况

图2-1-11　HSYA调控自噬对神经元凋亡的影响

注：与Normal组相比，##$P<0.01$；与OGD/R组相比，**$P<0.01$，*$P<0.05$。

为了进一步明确HSYA对OGD/R损伤后神经元自噬的调控情况，在自噬抑制剂3MA的干预下，通过Ad-mCherry-GFP-LC3B腺病毒转染后对自噬流的整体情况进行观察。该病毒感染后可以在细胞中观察到明显的红色荧光（mCherry）和绿色荧光（GFP）。当自噬小体与溶酶体结合时，GFP荧光将会淬灭，而mCherry荧光即使在溶酶体腔的酸性条件下仍然存在。在没有自噬发生的情况下，mCherry-GFP-LC3B在细胞质中以分散的黄色荧光（mCherry和GFP的结合效果）形式存在；而在自噬发生的情况下，mCherry-GFP-LC3B在荧光显微镜下可见聚集于自噬体膜上，以黄色斑点（mCherry

和GFP荧光的共定位）的形式表现出来，代表自噬小体，而仅有的红色斑点表示自噬溶酶体。红色和黄色斑点数量的变化代表自噬流的改变。通过荧光显微镜下观察发现，Normal组呈弥散的黄色荧光存在于细胞质中；与Normal组相比，OGD/R组细胞中代表自噬小体的黄色斑点（$P<0.05$）和代表自噬溶酶体的红色斑点数量增多（$P<0.01$）；与OGD/R组相比，OGD/R+HSYA组细胞中代表自噬小体的黄色斑点（$P<0.05$）和代表自噬溶酶体的红色斑点（$P<0.01$）数量进一步增多，且分布在细胞膜上；与OGD/R组相比，OGD/R+3MA组细胞中代表自噬小体的黄色斑点和代表自噬溶酶体的红色斑点数量无显著变化（$P<0.05$）；与OGD/R+3MA组相比，OGD/R+3MA+HSYA组细胞中代表自噬小体的黄色斑点和代表自噬溶酶体的红色斑点数量稍有提升（$P<0.01$）。（图2-1-12）

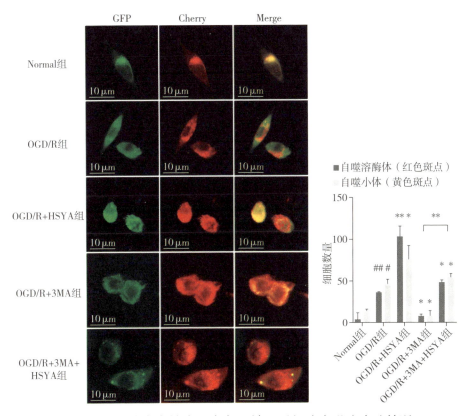

图2-1-12 腺病毒转染观察各组神经元细胞自噬流表达情况

注：与Normal组相比，$^{\#\#}P<0.01$，$^{\#}P<0.05$；与OGD/R组相比，$^{**}P<0.01$，$^{*}P<0.05$。

同时，我们采用了流式细胞术测定各组SH-SY5Y细胞的凋亡情况，以观察HSYA对OGD/R损伤后神经元细胞凋亡的调控作用，从而探究自噬和凋亡的联系。结果显示，与Normal组相比，OGD/R组神经元细胞的凋亡率明显增高，凋亡细胞总数约占29%（$P<0.01$）；与OGD/R组相比，OGD/R+HSYA组细胞凋亡率显著下降，早/晚期凋亡细胞约占14%（$P<0.01$）；此外，与OGD/R组相比，给予自噬抑制剂3MA后，OGD/R+3MA组细胞凋亡率进一步升高至38%左右（$P<0.05$），表明阻断自噬的激活造成了更多的神经元凋亡；而与OGD/R+3MA组相比，OGD/R+3MA+HSYA组细胞凋亡率下降至约18%（$P<0.05$），表明HSYA可以部分逆转自噬抑制造成的神经元凋亡。上述结果证实了HSYA通过诱导自噬而改善OGD/R损伤后的神经元细胞凋亡情况。（图2-1-13）

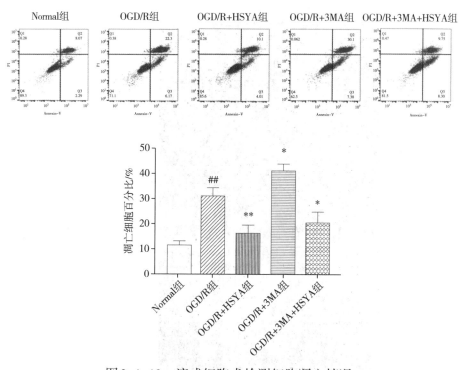

图2-1-13　流式细胞术检测细胞凋亡情况

注：与Normal组相比，##$P<0.01$；与OGD/R组相比，**$P<0.01$，*$P<0.05$。

4. 结论　HSYA能够显著增强MCAO/R损伤大鼠的神经元自噬并减轻脑缺血再灌注损伤。此外，HSYA能够显著增强OGD/R损伤后SH-SY5Y细胞自噬相关蛋白的表达，提高自噬小体数量和LC3B病毒转染的荧光强度，改善神经元形态，降低神经元凋亡率。

（三）HSYA通过SIRT1/HIF-1α/BNIP3信号通路调控自噬减轻脑缺血再灌注损伤的机制研究

1.目的　通过SD大鼠MCAO/R损伤模型及SH-SY5Y细胞OGD/R损伤模型观察HSYA对SIRT1/HIF-1α/BNIP3信号通路的影响，以及HSYA是否通过该通路调控神经元自噬发挥神经保护作用。

2.方法

（1）采用SD大鼠建立MCAO/R损伤模型，将大鼠随机分为假手术组（Sham组）、模型组（MCAO/R组）和羟基红花黄色素A干预组（MCAO/R+HSYA组）。通过蛋白质印迹法检测大鼠脑组织中SIRT1、HIF-1α和BNIP3的蛋白表达。

（2）建立SH-SY5Y细胞OGD/R损伤模型，将细胞随机分为正常对照组（Normal组）、模型组（OGD/R组）、HSYA干预组（OGD/R+HSYA组）、SIRT1通路抑制剂组（OGD/R+EX-527组）、HSYA+SIRT1通路抑制剂组（OGD/R+EX-527+HSYA组）、HIF-1α通路抑制剂组（OGD/R+YC-1组）、HSYA+HIF-1α通路抑制剂组（OGD/R+YC-1+HSYA组）。通过蛋白质印迹法检测SIRT1、HIF-1α、BNIP3、LC3、Beclin-1和P62的蛋白表达情况，TUNEL染色观察神经元凋亡率。

3.结果

（1）HSYA激活MCAO/R损伤大鼠SIRT1/HIF-1α/BNIP3信号通路：通过蛋白质印迹法检测MCAO/R损伤大鼠脑组织蛋白中SIRT1、HIF-1α和BNIP3的表达水平。结果显示，与Sham组相比，MCAO/R组大鼠HIF-1α和BNIP3的表达升高，SIRT1表达下降（$P<0.01$）；与MCAO/R组相比，MCAO/R+HSYA组大鼠SIRT1表达明显升高，HIF-1α和BNIP3的表达进一步升高（$P<0.01$）。提示HSYA可以诱导MCAO/R损伤大鼠SIRT1/HIF-1α/BNIP3信号通路的激活。（图2-1-14）

（2）HSYA激活OGD/R损伤神经元细胞SIRT1/HIF-1α/BNIP3信号通路：通过蛋白质印迹法检测OGD/R损伤后SH-SY5Y细胞中SIRT1、HIF-1α和BNIP3的蛋白表达水平。结果显示，与Normal组相比，OGD/R组细胞中HIF-1α（$P<0.01$）和BNIP3（$P<0.05$）的表达升高，SIRT1表达下降（$P<0.01$）；与OGD/R组相比，OGD/R+HSYA组细胞中SIRT1的表达水平显著升高，HIF-1α和

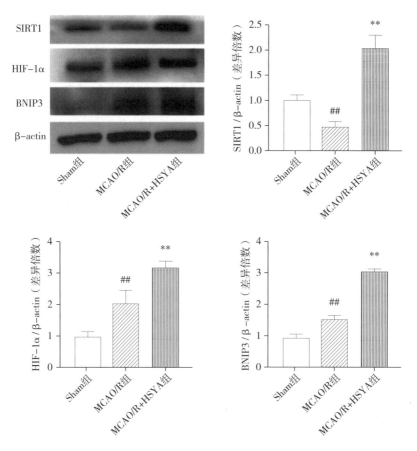

图2-1-14 大鼠SIRT1/HIF-1α/BNIP3通路相关蛋白表达情况

注:与Sham组相比,##$P<0.01$;与MCAO/R组相比,**$P<0.01$。

BNIP3的表达进一步升高($P<0.01$)。提示HSYA可以诱导OGD/R损伤后神经元细胞SIRT1/HIF-1α/BNIP3通路的激活。(图2-1-15)

(3)HSYA通过SIRT1/HIF-1α/BNIP3通路激活神经元自噬抑制其凋亡:为了进一步证实HSYA对SIRT1/HIF-1α/BNIP3信号通路的影响,采用SIRT1抑制剂EX-527和HIF-1α抑制剂YC-1进行干预后,观察神经元细胞的自噬与凋亡变化。蛋白质印迹法结果显示,与Normal组相比,OGD/R组细胞中LC3-Ⅱ/LC3-Ⅰ、Beclin-1、HIF-1α和BNIP3的表达升高($P<0.01$),P62和SIRT1表达下降($P<0.01$);与OGD/R组相比,OGD/R+HSYA组细胞中SIRT1的表达水平显著升高($P<0.01$),LC3-Ⅱ/LC3-Ⅰ、Beclin-1、HIF-1α和BNIP3的表达进一步升高($P<0.01$),P62表达进一步下降($P<0.01$);

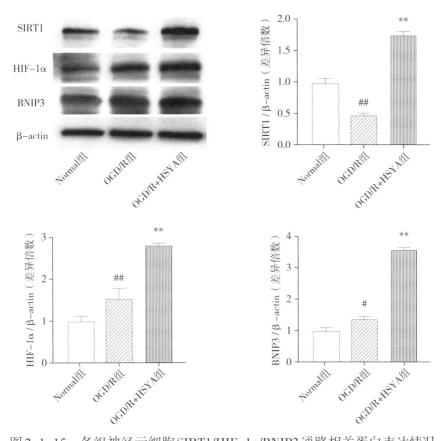

图2-1-15 各组神经元细胞SIRT1/HIF-1α/BNIP3通路相关蛋白表达情况

注：与Normal组相比，##$P<0.01$，#$P<0.05$；与OGD/R组相比，**$P<0.01$。

与OGD/R组相比，OGD/R+EX-527组细胞中LC3-Ⅱ/LC3-Ⅰ、Beclin-1、SIRT1、HIF-1α和BNIP3的表达明显降低（$P<0.01$），P62表达增高（$P<0.05$），表明随着SIRT1的抑制，OGD/R损伤后神经元的保护性自噬同样被抑制；与OGD/R+EX-527组相比，OGD/R+EX-527+HSYA组细胞中SIRT1和HIF-1α的表达无明显变化，BNIP3有少许增高但无统计学意义，LC3-Ⅱ/LC3-Ⅰ（$P<0.05$）和Beclin-1（$P<0.01$）的表达有少许升高，P62表达降低（$P<0.01$），表明EX-527可以完全抑制HSYA对SIRT1的激活，并部分逆转了HSYA对OGD/R损伤后神经元细胞中SIRT1/HIF-1α/BNIP3通路的激活及对神经元细胞自噬的诱导。（图2-1-16）

同样地，我们采用了HIF-1α抑制剂YC-1进行干预，观察细胞自噬与凋亡情况。蛋白质印迹法结果显示，与Normal组相比，OGD/R组细胞中HIF-1α、

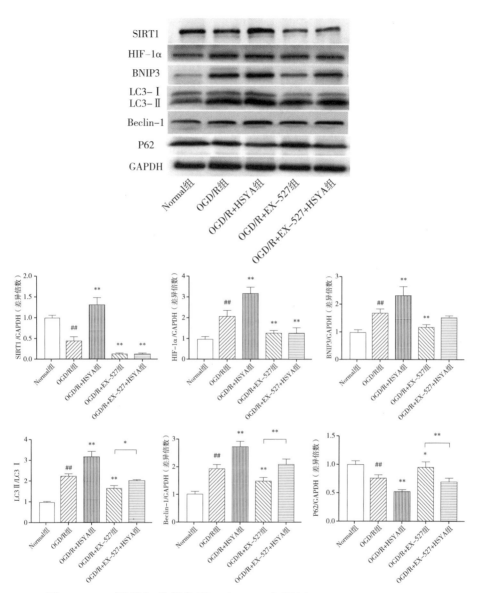

图2-1-16 羟基红花黄色素A（HSYA）通过SIRT1/HIF-1α/BNIP3
通路激活神经元自噬

注：与Normal组相比，$^{\#\#}P<0.01$；与OGD/R组相比，$^{**}P<0.01$，$^{*}P<0.05$。

BNIP3、LC3-Ⅱ/LC3-Ⅰ和Beclin-1的表达增高（$P<0.01$），P62表达降低（$P<0.01$）；与OGD/R组相比，OGD/R+HSYA组细胞中HIF-1α、BNIP3、LC3-Ⅱ/LC3-Ⅰ和Beclin-1的表达进一步升高（$P<0.01$），P62的表达进一步

降低（$P<0.01$）；与OGD/R组相比，OGD/R+YC-1组细胞中HIF-1α、BNIP3、LC3-Ⅱ/LC3-Ⅰ（$P<0.01$）和Beclin-1的表达明显降低（$P<0.05$），P62表达增高（$P<0.05$），表明随着HIF-1α的抑制，神经元的适应性自噬激活同时被抑制；与OGD/R+YC-1组相比，OGD/R+YC-1+HSYA组细胞中HIF-1α和BNIP3的表达无明显变化，LC3-Ⅱ/LC3-Ⅰ和Beclin-1的表达有少许升高（$P<0.01$），P62表达降低（$P<0.01$）。表明YC-1可以完全抑制HSYA对HIF-1α的激活，并部分逆转了HSYA对OGD/R损伤后神经元细胞自噬的诱导。

TUNEL结果显示，Normal组中有少量生理性细胞凋亡；与Normal组相比，OGD/R组中TUNEL染色阳性细胞显著增多（$P<0.01$）；与OGD/R组相比，OGD/R+HSYA组中TUNEL染色阳性细胞明显减少（$P<0.01$）；与OGD/R组相比，OGD/R+YC-1组细胞中TUNEL染色阳性细胞进一步增多（$P<0.01$）；与OGD/R+YC-1组相比，OGD/R+YC-1+HSYA组细胞中TUNEL染色阳性细胞有所降低（$P<0.01$）。表明随着HSYA对HIF-1α的激活作用被YC-1抑制，HSYA通过SIRT1/HIF-1α/BNIP3通路调控神经元自噬减轻细胞凋亡的作用被逆转。（图2-1-17）

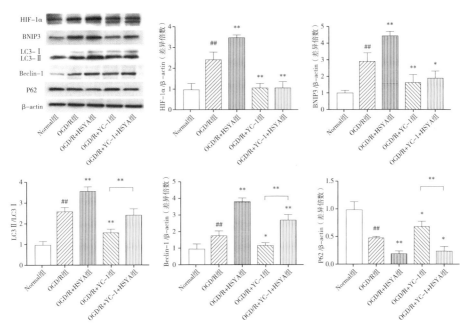

A. 蛋白质印迹法检测各组细胞自噬相关蛋白表达量

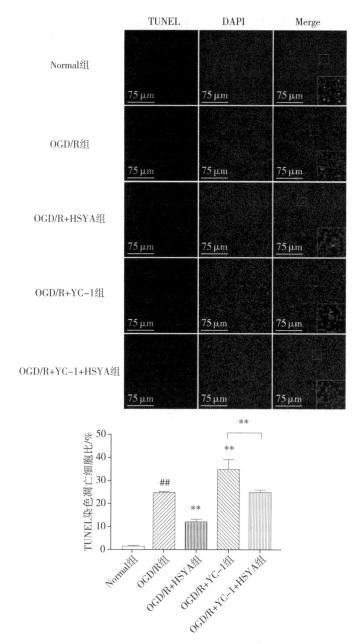

B. TUNEL染色检测细胞凋亡情况

图2-1-17　羟基红花黄色素A（HSYA）激活SIRT1/HIF-1α/BNIP3通路减轻神经元凋亡

注：与Normal组相比，##$P<0.01$；与OGD/R组相比，**$P<0.01$，*$P<0.05$。

4. 结论 HSYA可以激活MCAO/R损伤大鼠及OGD/R损伤SH-SY5Y细胞中SIRT1/HIF-1α/BNIP3信号通路的表达，并可通过SIRT1/HIF-1α/BNIP3信号通路激活OGD/R损伤后SH-SY5Y细胞的自噬减轻神经元凋亡，发挥神经保护作用。

第二节 缺血性脑血管病临床研究

在缺血性脑血管病的临床研究方面，最突出的经典案例是再灌注治疗、抗血小板治疗和PFO封堵治疗。再灌注治疗很大程度上受益于设备的进步，抗血小板治疗尤其是双抗的阳性结果主要源自研究的设计，PFO封堵治疗在后来得到阳性结果主要是缘于长期的随访。随访是检验医疗效果的唯一标准，当通过更长的时间去检验时，或许会有不同的结果。

一、再灌注治疗

（一）DAWN试验

首先提到的是DAWN试验，该试验发表于《新英格兰医学杂志》上。研究入组的人群是伴有大血管闭塞的急性缺血性脑卒中患者，目标血管主要是颈内动脉的颅内段和大脑中动脉的M1段。

该研究表明，急性缺血性脑卒中（acute ischemic stroke，AIS）患者行血管内血栓切除术加药物治疗，其功能结局优于药物治疗组。血管内血栓切除术与药物治疗相比，临床结局有一定的改善，并且对于符合条件的大血管闭塞患者，从最后看上去正常起24小时内治疗获得功能独立的可能性更高。研究结论：对于发病距离最后正常时间6~24小时且伴有临床与影像表现的急性缺血性脑卒中患者，取栓术联合标准治疗相比标准治疗，能显著改善其90天功能结局。

（二）DEFUSE 3试验

DEFUSE 3是一项前瞻性、随机、多中心、Ⅲ期、盲法终点对照试验。研究纳入了年龄在18~90岁、美国国立卫生研究院卒中量表（national institutes of health stroke scale，NIHSS）评分≥6分、脑卒中前改良Rankin评分（mRS）为0~2分、从脑卒中发病到腹股沟穿刺时间为6~16小时的患者。患者接受了CT灌注或MR弥散/灌注成像，研究者使用自动化软件来确定是否存在低灌注区和梗死核心不匹配的情况。

研究结果显示，将清醒镇静下的血栓切除患者与对照组进行比较时，可以看出疗效较好，差异有统计学意义；而将接受全身麻醉的患者与对照组进行比较时，获益要小得多，并且差异不显著。

除此之外，其他亚组分析显示，年龄高达90岁、NIHSS评分低至6分、开始治疗时间长达16小时、选择CT或MR灌注成像，都可以在6~16小时的时间窗内维持很好的血管内治疗效果。

二、抗血小板治疗

血小板在血栓形成中起着关键作用，血栓形成过程中血小板黏附在血管内皮损伤后裸露的胶原表面，黏附的血小板受到血小板激活剂（如胶原、凝血酶等）作用后发生花生四烯酸代谢产生血栓素A2，同时释放出细胞内颗粒内容物二磷酸腺苷，最后使血小板GPⅡb-Ⅲa复合物的构型发生变化，形成黏附分子受体，并通过与纤维蛋白原的结合使更多血小板之间相互黏附、聚集成团而形成早期血栓。血小板的释放产物进一步引起血管收缩、刺激白细胞、损伤内皮细胞、促进血栓形成。现有的抗血小板药物可通过多种途径减少血小板的黏附和聚集，抑制血栓形成，从而达到预防脑卒中的作用。抑制血小板聚集的药物主要是抗血小板药阿司匹林、氯吡格雷、替格瑞洛，甚至西洛他唑等。

在近20年间，抗血小板治疗取得了飞速发展。缺血性脑卒中抗血小板临床试验经历了单药抗血小板、前双联抗血小板、双联抗血小板3个阶段，主要包括9项临床试验：CAST/IST（1997年）、MATCH（2004年）、PRoFESS（2008年）、SPS3（2012年）、CHANCE（2013年）、SOCRATES（2016年）、POINT（2018年）和THALES（2020年）。这些研究对缺血性脑卒中抗血小板治疗具有重要意义。

三、PFO封堵治疗

卵圆孔未闭（PFO）是一种常见的解剖学变异。我国部分研究及指南将

PFO相关性脑卒中归类于心源性脑卒中中，而国外研究则多将其归类于隐源性脑卒中中。

（一）RESPECT试验

RESPECT试验在早期的时候并没有得到阳性的结果，但将随访时间延长之后，两组之间出现差异。通过长期随访显示，对于伴有隐源性脑卒中的成人，PFO封堵治疗较单纯药物治疗能够降低缺血性脑卒中复发率。该试验于2017年发表于《新英格兰医学杂志》。

（二）REDUCE试验

REDUCE试验旨在明确PFO封堵术联合抗血小板治疗与单纯抗血小板治疗，对于降低临床缺血性脑卒中复发或新发脑梗死的优越性。结果显示，对于既往隐源性脑卒中伴有PFO的患者，PFO联合抗血小板治疗相比单用抗血小板治疗，降低了其随后缺血性脑卒中的发生率；但PFO封堵术增加了设备相关并发症及房颤发生率。

而近年多项RCT研究，如伴高风险PFO的隐源性脑卒中患者的封堵治疗与药物治疗对比（DEFENS E-PFO）研究、CLOSE研究、Gore封堵器封堵卵圆孔未闭预防脑卒中复发（REDUCE）研究、长随访RESPECT研究及Meta分析结果发现，对于有复发脑卒中高风险PFO的青年脑卒中患者，PFO封堵术较单纯药物治疗更能有效降低脑卒中复发率。

四、王拥军教授3个经典临床研究

（一）CHANCE研究

在王拥军教授发起的CHANCE研究发表之前，双联抗血小板策略一直缺乏循证医学证据，学术界普遍认为双联抗血小板治疗不仅不能降低脑卒中复发率，相反还会增加出血风险。王拥军教授提出了抗血小板治疗的新方法，即在发病后24小时的时间窗内，启动中低剂量阿司匹林与氯吡格雷双通道联合抗血小板药物治疗，具备抗血小板和抗炎双效应，短程应用21天（简称CHANCE新方法，以短时、双通道、双效应为核心治疗理念），经4年的临床试验证实，此方法可使高危非致残性脑血管病患者90天复发风险相对下降32%，且未增加出血风险。在2013年，王拥军教授首次向全世界公布CHANCE研究的结果，研究结果同期发表在《新英格兰医学杂志》上，引起强烈反响。CHANCE研究首次突破"双抗"治疗"禁区"，意味着缺血性脑卒中和TIA急性期治疗全面跨进双联抗血小板的时代。

（二）RAISE研究

2024年6月15日，王拥军教授团队在《新英格兰医学杂志》上在线发表题为"Reteplase versus Alteplase for Acute Ischemic Stroke"的临床试验结果。该研究结果提示，对于发病4.5小时内的缺血性脑卒中患者的静脉溶栓治疗，瑞替普酶在非劣效于阿替普酶的基础上，进一步优效检验成立。RAISE试验是一项在中国62个试验中心进行的比较脑卒中发病4.5小时内瑞替普酶与阿替普酶溶栓疗效和安全性的Ⅲ期前瞻性、开放标签、非劣效性、随机试验。以1∶1比例将符合纳入标准的患者随机分配接受瑞替普酶或阿替普酶静脉注射治疗。瑞替普酶组79.5%的患者和阿替普酶组70.4%的患者达到优良功能结局（HR 1.13；95%CI 1.05～1.21；非劣效性P<0.001，优效性P=0.002），说明在达到优良功能结局方面，瑞替普酶不劣于阿替普酶。在安全性结局方面，瑞替普酶组700例中的17例（2.4%）和阿替普酶组699例中的14例（2.0%）在发病36小时内出现症状性颅内出血（HR 1.21；95%CI 0.54～2.75），两组间差异无统计学意义；瑞替普酶组的90天内颅内出血发生率高于阿替普酶组（7.7% vs.4.9%；HR 1.59；95%CI 1.00～2.51），前者不良事件发生率也高于后者（91.6% vs. 82.4%；HR 1.11；95%CI 1.03～1.20）；其他安全性结局（包括7天内症状性颅内出血、90天内大出血和90天内严重不良事件）在两组间相似。现在在临床应用和指南推荐里，缺血性脑卒中静脉溶栓药物只有阿替普酶和替奈普酶，RAISE研究为瑞替普酶治疗缺血性脑卒中提供了高质量循证医学证据，有望改写指南。

（三）TRACE-Ⅲ 研究

王拥军教授团队在《新英格兰医学杂志》上在线发表题为"Tenecteplase for Ischemic Stroke at 4.5 to 24 Hours Without Thrombectomy"（TRACE-Ⅲ）的临床试验结果。该研究结果提示，对于发病后4.5～24小时内前循环大动脉闭塞的且有影像半暗带的急性缺血性脑卒中患者，使用替奈普酶静脉溶栓可降低残疾率，且并不增加死亡率及症状性颅内出血风险。这是全球范围内首个证实静脉溶栓时间窗拓宽到24小时内安全有效的研究。

TRACE-Ⅲ旨在评估在发病（包括醒后和无目击者脑卒中）4.5～24小时内、前循环大动脉闭塞但无法进行血管内治疗的脑卒中患者中使用替奈普酶（0.25 mg/kg，最大25 mg）静脉溶栓对比标准药物治疗的有效性和安全性。该试验共纳入全国58家研究中心516例患者，其中替奈普酶组264人，标准药物治疗组252人。研究主要结局为90天无残疾（mRS≤1）的比例，安全性结局包括90天死亡率、36小时症状性颅内出血率等。结果显示，替奈普酶组mRS≤1的比例显著高于标准药物治疗组（33.0% vs. 24.2%；RR 1.37；95%CI 1.04～1.81；双侧$P=0.03$）；在90天死亡率和36小时症状性颅内出血发生率方面，两组间差异无统计学意义。

该研究为因各种原因无法接受血管内治疗的大动脉闭塞患者提供了晚时间窗静脉溶栓治疗新方案；结合替奈普酶更便捷的给药方式，有望降低院间转运过程中脑卒中进展风险。在缺乏取栓术所需医疗资源的地区，脑卒中发病后24小时内注射替奈普酶可能是一种全新的辅助治疗方案，可在国际范围内改善大血管闭塞患者的功能结局。

五、著者前期临床研究举隅

补阳还五汤出自《医林改错》，此汤剂是治疗气虚血瘀型中风的经典名方。消栓肠溶胶囊是由此名方经现代工艺加工制成的胶囊制剂，其主要成分包括黄芪、当归、赤芍、川芎、地龙、桃仁和红花。消栓肠溶胶囊代替了汤剂，携带服用方便，保留了汤剂的主要药物成分，也吸纳了网络药理学与现代药理学研究中起主要作用的活性成分。此中成药主要用于缺血性脑卒中气虚血瘀证的治疗，对缺血性脑卒中急性期及恢复期有效，但具体机制报道鲜少，尤其是利用组学分析的研究不多。著者聚焦这些问题进行了相关研究：消栓肠溶胶囊对急性缺血性脑卒中的临床疗效及其机制；消栓肠溶胶囊对慢性缺血性脑卒中的临床疗效及其机制；缺血性脑卒中患者消栓肠溶胶囊治疗0天组和14天组的血清蛋白组学分析。

（一）消栓肠溶胶囊对急性缺血性脑卒中的临床疗效及其机制

1. 研究对象与方法

（1）研究对象：2021年6月6日—2022年7月6日山西省人民医院神经

内科住院病房收治的气虚血瘀型 AIS 患者。按住院时间先后连续纳入符合以下标准的病例 70 例，分对照组和消栓组，各 35 例。

（2）诊断标准

1）西医诊断标准：参照《中国急性缺血性脑卒中诊治指南 2018》中 AIS 的诊断标准。

2）中医诊断标准：参照《中国脑梗死中西医结合诊治指南（2017）》关于中风病中经络的诊断标准。①主症见偏瘫、神志无昏蒙、言语謇涩或不语、偏身感觉异常、口舌喎斜；②次症见头痛、眩晕、瞳神变化、饮水呛咳、目偏不瞬、共济失调；③急性起病，发病前多有诱因，常有先兆症状；④发病年龄多在 40 岁以上；⑤急性期，发病 4 周以内。具备 2 个主症以上，或一个主症 2 个次症，结合起病、诱因、先兆症状、年龄即可确诊；不具备上述条件，结合影像学检查结果亦可诊断。

3）中医辨证分型标准：根据消栓肠溶胶囊的处方组成和功能主治，参照《中药新药临床研究指导原则（试行）》2002 版，选择气虚血瘀证为观察证型。①主症见半身不遂、口舌喎斜、言语謇涩或不语、感觉减退或消失；②次症见面色㿠白、气短乏力、心悸自汗、手足肿胀、肢体软弱、舌质暗淡或有齿痕、苔薄白或白腻、脉沉细或细涩。

（3）纳排标准

1）纳入标准：①符合诊断标准；②发病 7 天内；③4 分≤NIHSS 评分≤15 分，35 周岁≤年龄≤75 周岁；④TOAST 分型为大动脉粥样硬化型；⑤患者或家属自愿签署知情同意书；⑥无严重并发症；⑦首次发病或既往脑卒中病史发病未留下肢体瘫痪等后遗症；⑧对本研究具有良好的依从性。

2）排除标准：①不符合上述诊断；②合并房颤或考虑其他心源性脑卒中；③合并有严重肝肾脏器功能不全、呼吸道感染；④有出血性疾病；⑤妊娠和哺乳期妇女；⑥本次住院接受溶栓治疗，溶栓术后；⑦认知障碍及精神疾患。

（4）一般资料

消栓组：女性 11 例，男性 24 例，年龄 41~74 岁，平均（59.0±8.7）岁，其中高血压 24 例，糖尿病 13 例，高脂血症 7 例，体健 0 例，吸烟 16 例，平均发病至入院天数（2.3±1.6）天，平均治疗（10.0±1.4）天。对照组：女性 12 例，男性 23 例，年龄 46~75 岁，平均（59.7±7.6）岁，其中高血压 23 例，糖尿病 18 例，高脂血症 7 例，体健 4 例，吸烟 17 例，平均发病至入院天数

（2.3±1.4）天，平均治疗（10.2±1.3）天。两组上述一般资料相比，差异均无统计学意义（均$P>0.05$），具有可比性。

（5）治疗、评估及评定方法

1）治疗方法：入院后两组患者均按照《中国急性缺血性脑卒中诊治指南2018》中AIS基础治疗方案给药。抗血小板聚集药物，阿司匹林肠溶片（口服，日1次，每次100mg）；调脂稳斑药物，阿托伐他汀钙片（口服，每晚1次，每次20mg）；改善脑血循环药物，丁苯酞氯化钠注射液（静脉滴注，每次25mg，日2次，间隔6小时，滴注时间大于50分钟）；以及营养神经、调整血压、血糖等对症治疗。消栓组在上述基础治疗方案之上加用消栓肠溶胶囊（口服，日3次，每次0.4g）。治疗期间密切观察记录患者用药期间可能出现的药物不良反应发生情况，如有不适及时处理或停止试验。两组患者均治疗10天，病程范围均（10±5）天。

2）量表评估方法：所有患者入院当日（0天）和出院当日（10天）均进行2项评定。①中医证候积分，依据中风病气虚血瘀证评分标准评定；②神经功能缺损和日常生活能力评分，分别依据NIHSS和日常活动能力（ADL）量表评分评估。

3）疗效评定方法

A. 中医证候方面参照1996年国家中医药管理局制订的《中风病诊断与疗效评定标准》评定：①基本痊愈，临床症状、体征几乎完全消失，中医证候积分减少≥85%；②显效，临床症状、体征明显改善，50%≤中医证候积分减少<85%；③进步，临床症状、体征均有好转，30%<中医证候积分减少<50%；④无效，临床症状、体征均无明显改善，甚或加重，中医证候积分减少≤30%。

B. 西医疗效参照国际《脑卒中患者临床神经功能缺损评分标准》评定。

上述疗效评定均采用尼莫地平法进行评定：［（治疗前积分－治疗后积分）/治疗前积分］×100%，以百分数表示；总有效＝治愈＋显效；有效率（%）＝［基本痊愈（例）＋显效（例）］/总例数×100%。

（6）观察指标：两组各量表评分和临床疗效率；两组治疗前、后低密度脂蛋白胆固醇（LDL-C）和脂蛋白相关磷脂酶A2（Lp-PLA2）水平。

2.结果

（1）量表评分：治疗后两组中医证候积分、NIHSS、ADL评分均优于治疗前（均为$P<0.001$），且消栓组中医证候积分和NIHSS评分均低于对照组，

差异具有统计学意义（均为$P<0.05$）。见表2-2-1。

表2-2-1　两组各量表评分比较（$\bar{x}\pm s$）

组别	时间	中医证候评分	NIHSS	ADL
消栓组（35例）	治疗前	15.7±3.0	7.4±2.8	37.1±6.5
	治疗后	6.7±2.8**#	3.1±2.4**#	27.5±4.5**
对照组（35例）	治疗前	14.9±3.3	8.1±3.5	35.1±6.5
	治疗后	8.3±3.4**	4.5±3.1**	28.6±5.4**

注：与本组治疗前相比，**$P<0.001$；与对照组治疗后相比，#$P<0.05$。

（2）临床疗效：治疗后，消栓组中医证候改善的总有效率和神经功能改善的总有效率均高于对照组，差异均具有统计学意义（均为$P<0.05$）。见表2-2-2。

表2-2-2　两组临床疗效比较

组别	中医证候			神经功能		
	有效（百分比）	无效（百分比）	总有效（百分比）	有效（百分比）	无效（百分比）	总有效（百分比）
消栓组（35例）	27（77.1%）	8（22.9%）	27（77.1%）	27（77.1%）	8（22.9%）	27（77.1%）
对照组（35例）	21（60.0%）	14（40.0%）	21（60.0%）	18（51.4%）	17（48.6%）	18（51.4%）

（3）化验指标

1）LDL-C水平：治疗后，两组LDL-C水平均优于治疗前（$P<0.001$），且消栓组[（1.7±0.4）mmol/L]低于对照组[（2.1±0.6）mmol/L]（$P<0.01$），差异具有统计学意义。见图2-2-1。

2）Lp-PLA2水平：治疗后，两组Lp-PLA2水平相比，差异无统计学意义（$P>0.05$）。但消栓组治疗后Lp-PLA2水平优于治疗前，差异具有统计学意义（$P<0.01$），而对照组自身治疗前、后相比，差异无统计学意义（$P>0.05$），见表2-2-3。

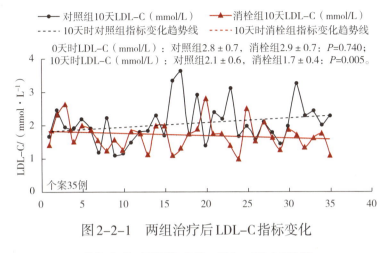

图 2-2-1 两组治疗后 LDL-C 指标变化

表 2-2-3 两组治疗前、后 Lp-PLA2 比较

观察时点	组别		组间对比
	消栓组（35例）	对照组（35例）	
治疗前/(ng·ml^{-1})	136.8（77.1, 219.9）	108.1（59.5, 230.2）	$Z=0.687$, $P=0.492$
治疗后/(ng·ml^{-1})	117.2（72.9, 172.4）▲	109.1（71.0, 172.1）	$Z=0.006$, $P=0.995$

注：与本组治疗前相比，▲$P<0.01$。

（4）用药不良反应：消栓组中有1例自诉口中有涩感，1例表现为皮下轻微出血点，直径2~3 mm，然后自行消退。对照组中有1例自诉口干口苦感，1例自诉胃部不适伴口中泛酸感，1例皮下有轻微出血点，直径约3 mm，然后自行消退，余暂未见其他特殊不适。两组相比差异无统计学意义（$P>0.05$）。见表2-2-4。

表 2-2-4 两组不良反应情况

组别	有（百分比）	无（百分比）	组间对比
消栓组（35例）	2（5.7%）	33（94.3%）	$P=0.643$
对照组（35例）	3（8.6%）	32（91.4%）	

3.结论 消栓肠溶胶囊能够有效改善AIS（气虚血瘀证）患者的病情严重程度，提高临床疗效，降低LDL-C和Lp-PLA2水平，从而发挥抗动脉粥

样硬化的作用，且安全性较好。

（二）消栓肠溶胶囊对慢性缺血性脑卒中临床疗效及其机制研究

1.研究对象与方法

（1）研究对象：病例均来源于2021年7月—2022年7月山西省人民医院神经内科住院病房收治的气虚血瘀型AIS患者，共100例，按照随机对照原则分为对照组50例和消栓组50例。

应用随机对照原则，过程单盲（患者未知），将患者随机分为对照组（基础治疗）和消栓组（基础治疗+消栓肠溶胶囊）。最终纳入进行疗效性观察（量表评分完整）患者共79例（治疗中断、量表评分不完整剔除21例），其中对照组40例，消栓组39例。

（2）诊断标准

1）西医诊断标准：参照《中国急性缺血性脑卒中诊治指南2018》中AIS的诊断标准。

2）中医诊断标准：参照《中国脑梗死中西医结合诊治指南（2017）》关于中风病中经络的诊断标准。①主症见偏瘫、神志无昏蒙、言语謇涩或不语、偏身感觉异常、口舌㖞斜；②次症见头痛、眩晕、瞳神变化、饮水呛咳、目偏不瞬、共济失调；③急性起病，发病前多有诱因，常有先兆症状；④发病年龄多在40岁以上；⑤发病2周~6个月为恢复期。具备2个主症以上，或1个主症2个次症，结合起病、诱因、先兆症状、年龄即可确诊；不具备上述条件，结合影像学检查结果亦可诊断。

3）中医辨证分型标准：根据消栓肠溶胶囊的处方组成和功能主治，参照《中药新药临床研究指导原则（试行）》2002版，选择气虚血瘀证为观察证型。①主症见半身不遂、口舌㖞斜、言语謇涩或不语、感觉减退或消失；②次症见面色㿠白、气短乏力、心悸自汗、手足肿胀、肢体软弱、舌质暗淡、苔薄白或白腻或有齿痕、脉沉细或细涩。

（3）纳排标准

1）纳入标准：①符合诊断标准；②发病7天内；③4分≤NIHSS评分≤15分，35周岁≤年龄≤75周岁；④TOAST分型为大动脉粥样硬化型；⑤患者或家属自愿签署知情同意书；⑥无严重并发症；⑦首次发病或既往脑卒中病史发病未留下肢体瘫痪等后遗症；⑧对本研究具有良好的依从性。

2）排除标准：满足任意一项即可。①TOAST分型中除大动脉粥样硬化型以外的其他原因引起的脑梗死；②进展性脑梗死或反复多次发病的脑梗死；③合并有严重的心血管疾病、肝肾脏器功能不全、呼吸系统疾病；④有出血性疾病或精神疾病；⑤妊娠和哺乳期妇女；⑥本次住院接受溶栓治疗或机械取栓；⑦伴认知、听力等功能障碍不能够配合评定；⑧近90天内参加过其他临床试验。

（4）治疗方案

1）急性期：两组患者均按照《中国急性缺血性脑卒中诊治指南2018》中急性脑梗死基础治疗方案给药。给予抗血小板聚集药物，阿司匹林肠溶片（空腹服，日1次，每次100 mg）；调脂稳斑药物，阿托伐他汀钙片（口服，每晚1次，每次20mg）；改善脑血循环药物，丁苯酞氯化钠注射液（静脉滴注，每次25mg，日2次，间隔6小时，滴注时间大于50分钟）；控制血压、血糖等对症治疗。消栓组在基础治疗方案之上加用消栓肠溶胶囊（饭前半小时口服，日3次，每次0.4g）。治疗期间密切观察记录患者用药期间可能出现的药物不良反应发生情况，如有不适及时处理或停止试验。两组患者均治疗14天，病程范围均为（14±5）天。

2）恢复期：对照组给予阿司匹林肠溶片（空腹服，日1次，每次100 mg）和阿托伐他汀钙片（口服，每晚1次，每次20 mg）进行脑卒中二级预防治疗；消栓组在对照组基础上给予消栓肠溶胶囊（饭前半小时口服，日3次，每次0.4g），治疗90天。

（5）评价指标

1）神经功能缺损评分、日常活动能力评分、缺血指数评分（HIS）和Barthel指数（BI）评分：选用NIHSS量表、ADL量表、HIS量表、BI指数量表对入组患者进行评分。收集整理对照组和消栓组入组第0天、14天、30天和90天的NIHSS评分、ADL评分、HIS评分和BI指数评分，比较2组患者各量表评分在不同时间节点的差异。

2）中医证候积分：中医证候方面参照1996年国家中医药管理局制订的《中风病诊断与疗效评定标准》评定。①基本痊愈：临床症状、体征几乎完全消失，中医证候积分减少≥85%；②显效：临床症状、体征明显改善，50%≤中医证候积分减少＜85%；③进步：临床症状、体征均有好转，30%＜中医证候积分减少＜50%；④无效：临床症状、体征均无明显改善，甚或加重，中医证候积分减少≤30%。

3）西医疗效参照国际《脑卒中患者临床神经功能缺损评分标准》评定。

上述疗效评定均采用尼莫地平法进行评定：[（治疗前积分－治疗后积分）/治疗前积分]×100%，以百分数表示；总有效＝治愈＋显效；有效率（%）=[基本痊愈（例）+显效（例）]/总例数×100。

4）血管内皮生长因子（vascular endothelial growth factor，VEGF）和脑源性神经营养因子（brain-derived neurotrophic factor，BDNF）表达水平：所有入组病例分别于入组第0天、14天、30天、90天空腹抽取静脉血，离心取血浆上清液，使用酶联免疫吸附法（ELISA）进行VEGF和BDNF表达的测定。

2. 结果

（1）一般资料：对照组（40例），男28例，女12例，年龄40～75（61.1±8.3）岁，基础疾病高血压11例、糖尿病3例、高脂血症2例，合并高血压、糖尿病14例，合并高血压、糖尿病、高脂血症1例，体健9例。消栓组（39例）：男26例，女13例，年龄41～74（58.6±9.1）岁，基础疾病高血压18例、糖尿病4例、高脂血症2例，合并高血压、高脂血症1例，合并高血压、糖尿病7例，合并高血压、糖尿病、高脂血症1例，体健6例。两组性别、年龄、慢性疾病等一般资料比较，差异均无统计学意义（$P>0.05$），具有可比性。见表2-2-5。

表2-2-5 两组患者一般资料比较

变量	对照组（$n=40$）	消栓组（$n=39$）	χ^2值	P值
性别（男/女）	28/12	27/12	0.006	1.000
年龄（$\bar{x}±s$）	61.1±8.3	58.6±9.1	1.285	0.203
高血压（是/否）	27/13	27/12	0.027	1.000
糖尿病（是/否）	17/23	10/29	2.495	0.155
高脂血症（是/否）	3/37	4/35	0.186	0.712

（2）两组患者NIHSS、ADL、BI指数

1）NIHSS评分：治疗前两组NIHSS评分相比，差异无统计学意义（$P>0.05$）。治疗后，14天、30天时消栓组NIHSS评分均低于对照组，且30天两组NIHSS评分比较具有统计学意义（$P<0.05$），90天两组NIHSS评分比较差异无统计学意义（$P>0.05$）。见表2-2-6。进一步比较两组治疗14天、90天NIHSS评分差值，结果显示，治疗14天消栓组NIHSS评分差值大于对照组，差异具有统计学意义（$P<0.05$），90天两组NIHSS评分差值比较差异无统计

学意义（$P>0.05$）。见表2-2-7。

表2-2-6 两组治疗前、后NIHSS评分比较

	0天	14天	30天	90天
消栓组（$n=39$）	6.0	2.0	2.0[*]	2.0
对照组（$n=40$）	7.5	4.0	3.0	2.0
z值	0.044	1.813	2.298	1.220
P值	0.965	0.070	0.022	0.222

注：与本组治疗前相比，[*]$P<0.05$。

表2-2-7 两组治疗14天、90天NIHSS评分差值比较（$\bar{x}\pm s$）

	14天	90天
消栓组（$n=39$）	4.3 ± 1.2[*]	5.8 ± 2.0
对照组（$n=40$）	3.4 ± 1.0	5.8 ± 2.3
t值	3.417	0.041
P值	0.001	0.967

注：与本组治疗前相比，[*]$P<0.05$。

2）ADL评分：治疗前两组ADL评分相比，差异无统计学意义（$P>0.05$）。治疗30天消栓组ADL评分低于对照组，差异具有统计学意义（$P<0.05$），治疗14天和90天比较，两组ADL评分差异无统计学意义（$P>0.05$），见表2-2-8。进一步比较两组治疗14天、90天ADL评分差值，结果显示，治疗14天和90天消栓组ADL评分差值均大于对照组，比较具有统计学意义（$P<0.05$），见表2-2-9。

表2-2-8 两组治疗前、后ADL评分比较（$\bar{x}\pm s$）

组别	0天	14天	30天	90天
消栓组（$n=39$）	37.0 ± 6.2	27.3 ± 4.4	24.4 ± 4.9[*]	23.0 ± 2.1
对照组（$n=40$）	35.6 ± 7.3	28.9 ± 5.8	26.2 ± 4.8	24.2 ± 3.0
t值	0.886	1.400	2.083	1.973
P值	0.378	0.166	0.041	0.052

注：与本组治疗前相比，[*]$P<0.05$。

表2-2-9 两组治疗14天、90天ADL评分差值比较（$\bar{x}\pm s$）

	14天	90天
消栓组（$n=39$）	9.7±3.6	14.0±5.3
对照组（$n=40$）	6.7±3.0	11.5±5.7
t值	4.037	2.023
P值	<0.001	0.047

3）BI评分：治疗前两组BI评分比较，差异无统计学意义（$P>0.05$）。治疗后30天，消栓组BI评分高于对照组，差异具有统计学意义（$P<0.05$）；14天、90天两组BI分值比较，差异无统计学意义（$P>0.05$）。见表2-2-10。进一步比较两组治疗14天和90天BI评分的差值，结果显示，治疗14天、90天消栓组BI评分差值均大于对照组，且14天的BI评分差值具有统计学意义（$P<0.05$）。见表2-2-11。

表2-2-10 两组治疗前、后BI评分比较（$\bar{x}\pm s$）

	0天	14天	30天	90天
消栓组（$n=39$）	61.0±12.5	83.5±11.2	88.7±7.7*	93.0±7.3
对照组（$n=40$）	62.4±15.4	80.5±14.0	83.8±12.3	90.0±8.8
t值	0.427	1.035	2.061	1.749
P值	0.670	0.304	0.034	0.084

注：与本组治疗前相比，*$P<0.05$。

表2-2-11 两组治疗14天、90天BI评分差值比较（$\bar{x}\pm s$）

组别	14天	90天
消栓组（$n=39$）	22.4±7.8*	31.9±9.6
对照组（$n=40$）	18.1±9.5	27.4±11.5
t值	2.202	1.904
P值	0.031	0.061

注：与本组治疗前相比，*$P<0.05$。

(3) 中医证候积分和临床疗效

1) 中医证候积分：治疗前，两组的中医证候积分比较，差异无统计学意义（$P>0.05$）。治疗14天、30天、90天后，药物组中医证候积分均低于对照组，差异具有统计学意义。见表2-2-12。

表2-2-12　两组中医证候积分比较（$\bar{x} \pm s$）

	0天	14天	30天	90天
药物组（$n=39$）	15.3±3.1	6.6±2.7*	5.0±1.6*	4.1±1.4*
对照组（$n=40$）	13.7±3.6	8.1±3.6	7.5±3.1	5.3±2.3
t值	−2.128	2.091	4.575	2.860
P值	0.057	0.040	0.000	0.005

注：与本组治疗前相比，*$P<0.05$。

2）临床疗效：治疗14天和30天消栓组临床疗效总有效率均高于对照组，差异具有统计学意义（$P<0.05$），治疗90天两组临床疗效总有效率比较，差异无统计学意义（$P>0.05$）。见表2-2-13。

表2-2-13　两组治疗后临床疗效比较

组别	时间点	痊愈（百分比）	显效（百分比）	进步（百分比）	无效（百分比）	χ^2值，P值
消栓组（$n=39$）	14天	1（2.6%）	32（82.1%）	6（15.4%）	0（0.0）	9.518，0.009
对照组（$n=40$）		1（2.5%）	20（50.0%）	19（47.5%）	0（0.0）	
消栓组（$n=39$）	30天	7（17.9%）	30（76.9%）	2（5.2%）	0（0.0）	8.290，0.040
对照组（$n=40$）		2（5.0%）	28（70.0%）	9（22.5%）	1（2.5%）	
消栓组（$n=39$）	90天	13（33.3%）	25（64.1%）	1（2.6%）	0（0.0）	2.544，0.467
对照组（$n=40$）		11（27.5%）	28（70.0%）	0（0.0）	1（2.5%）	

（4）VEGF和BDNF含量比较：治疗前，两组VEGF含量比较差异无统计学意义（$P>0.05$）。治疗14天后，消栓组VEGF含量水平高于对照组，差异具有统计学意义（$P<0.05$）；治疗30天和90天后，消栓组VEGF水平均明显高于对照组，差异具有统计学意义（$P<0.001$）。见表2-2-14。

表2-2-14　两组治疗前、后VEGF比较（$\bar{x} \pm s$）

	0天/（ng·L^{-1}）	14天/（ng·L^{-1}）	30天/（ng·L^{-1}）	90天/（ng·L^{-1}）
消栓组（$n=39$）	38.72±6.63	44.71±6.08	49.0±6.0	53.1±4.7

续表

	0天/(ng·L⁻¹)	14天/(ng·L⁻¹)	30天/(ng·L⁻¹)	90天/(ng·L⁻¹)
对照组（$n=40$）	38.40±6.60	40.3±9.32	43.9±4.9	48.5±4.5
t值	0.232	2.326	3.764	3.989
P值	0.817	0.023	0.000	0.000

治疗前，两组BDNF比较差异无统计学意义（$P>0.05$）。治疗14天和30天后，消栓组BDNF水平均高于对照组，差异具有统计学意义（$P<0.05$）；治疗90天后，消栓组BDNF水平明显高于对照组，差异具有统计学意义（$P<0.001$）。见表2-2-15。

表2-2-15　两组治疗前、后BDNF比较（$\bar{x}\pm s$）

	0天/(ng·ml⁻¹)	14天/(ng·ml⁻¹)	30天/(ng·ml⁻¹)	90天/(ng·ml⁻¹)
消栓组（$n=39$）	2.22±0.36	3.12±0.31	3.1±0.6	3.9±0.6
对照组（$n=40$）	2.34±0.49	2.74±0.73	2.7±0.5	3.2±0.5
t值	1.047	3.146	3.225	4.710
P值	0.298	0.003	0.002	0.000

（5）用药不良反应：消栓组有1例自诉口中有涩感，1例表现为皮下轻微出血点，直径2～3mm，然后自行消退。对照组有1例自诉口干口苦感，1例自诉胃部不适伴口中泛酸感，1例皮下有轻微出血点，直径约3 mm，然后自行消退，余暂未见其他特殊不适。两组相比差异无统计学意义（$P>0.05$）。见表2-2-16。

表2-2-16　两组不良反应情况相比

组别	有（百分比）	无（百分比）	χ^2值，P值
消栓组（$n=39$）	2（5.13%）	37（94.87%）	0.215，0.643
对照组（$n=40$）	3（7.50%）	37（92.50%）	

3.结论　消栓肠溶胶囊能够改善恢复期脑梗死患者的临床疗效，其作用机制可能是促进脑梗死患者VEGF和BDNF的表达，从而促进患者神经功能恢复，发挥脑保护作用。

(三)缺血性脑卒中患者消栓肠溶胶囊治疗0天组和14天组的血清蛋白组学分析

选取缺血性脑卒中患者消栓肠溶胶囊治疗0天组(XSCR0)、消栓肠溶胶囊治疗14天组(XSCR14)各10例取血清样本。采用数据非依赖性采集(DIA)技术的质谱分析方法对两组血清样本的蛋白质组进行比对分析,对鉴定出的差异蛋白进行GO富集分析、KEGG通路分析、亚细胞定位分析、COG富集分析、Pfam富集分析及PPI分析。

1.相关结果

(1)差异蛋白的筛选及差异分析结果:以差异倍数大于2为显著上调,以差异倍数小于0.5为显著下调,且以 $P<0.05$ 为标准筛选差异表达蛋白。与消栓肠溶胶囊治疗0天组(XSCR0)相比,消栓肠溶胶囊治疗14天组(XSCR14)有423个差异表达蛋白,其中上调差异表达蛋白189个,下调差异表达蛋白234个,如图2-2-2和表2-2-17所示。

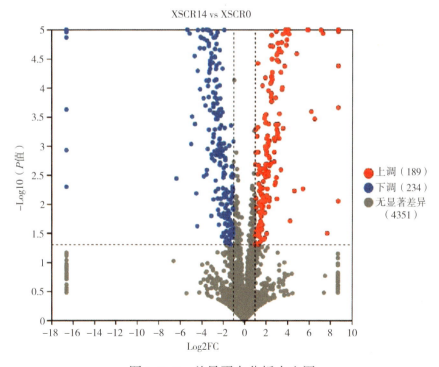

图2-2-2　差异蛋白分析火山图

表2-2-17　消栓肠溶胶囊治疗14天组与消栓肠溶胶囊治疗0天组差异蛋白上调、下调最显著的前10位

蛋白质识别号	差异蛋白倍数	上调/下调	P 值
A0A7S5C1A5	8.709	上调	0.0002084
M0QXX2	8.709	上调	7.32×10^{-7}
A0A5C2GH12	8.709	上调	0.008834
A0A2R8YDD3	8.709	上调	2.73×10^{-8}
P06732	8.709	上调	6.57×10^{-9}
A0A2R8Y5H8	8.709	上调	3.21×10^{-5}
Q15323	7.709	上调	0.03167
Q6GTS8	7.296	上调	1.56×10^{-6}
Q0ZCG9	7.114	上调	1.18×10^{-7}
A0A0U2N547	6.526	上调	0.000332
Q9HBR0	−16.61	下调	0.005033
P00451	−16.61	下调	0.001179
J3QRN2	−16.61	下调	1.89×10^{-12}
A0A5C2GRJ2	−16.61	下调	2.79×10^{-7}
Q9Y446	−16.61	下调	1.07×10^{-6}
A8MUV8	−16.61	下调	2.04×10^{-7}
A0A286R9D9	−16.61	下调	2.71×10^{-8}
Q9NU22	−16.61	下调	3.70×10^{-6}
P16401	−16.61	下调	7.21×10^{-7}
A0A1B0GV57	−16.61	下调	0.0002266

（2）差异蛋白的GO注释及富集分析结果：基因本体（gene ontology，GO）是常用的生物信息学分析数据库之一，主要分析生物过程、分子功能和细胞组分三大板块的生物功能。对蛋白质进行GO功能注释统计，可以在功能水平上阐明差异表达蛋白所参与的生物学过程、构成的细胞组分、实现的分子功能。

本项目对所有差异表达蛋白进行GO功能富集，同时在GO二级功能注释

层级上对差异蛋白进行统计,见图2-2-3、图2-2-4。消栓肠溶胶囊治疗14天组与消栓肠溶胶囊治疗0天组的差异表达蛋白主要参与的生物过程包括响应细胞过程、生物调节与代谢过程、发育过程等;主要涉及的分子功能包括结合、催化活力、分子功能调节活力等;主要涉及的细胞组分包括蛋白原复合物、细胞结构体。消栓肠溶胶囊治疗14天组与消栓肠溶胶囊治疗0天组的差异表达蛋白富集分析显示主要集中在包括血管新生、氧化磷酸化调节、G蛋白活力等过程。

(3)差异蛋白的KEGG通路注释及富集分析结果:我们进一步对筛选到的差异蛋白进行KEGG功能注释统计,在功能水平上阐明蛋白所参与Pathway通路或行使的功能分类。分析到的蛋白质通路包括信号转导、信号分子和交互作用、细胞生长及死亡、脂质代谢、氨基酸代谢等,如图2-2-5、图2-2-6和图2-2-7所示。消栓肠溶胶囊治疗14天组与消栓肠溶胶囊治疗0天组的差异表达蛋白富集到20条通路,包括MAPK信号通路、Toll样受体信号通路、白细胞经内皮层迁移、VEGF信号通路等。多涉及免疫响应、炎症反应机制及血管新生等。提示消栓肠溶胶囊治疗可以调控脑卒中后神经炎症及血管新生等过程。

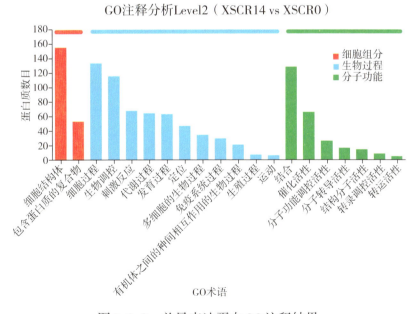

图2-2-3　差异表达蛋白GO注释结果

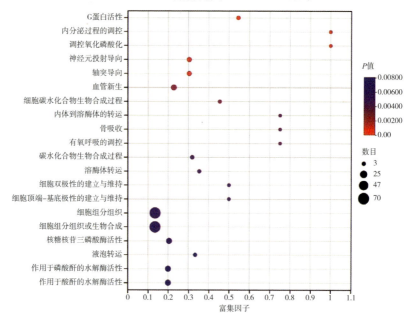

图2-2-4　差异表达蛋白GO富集分析图（前20）

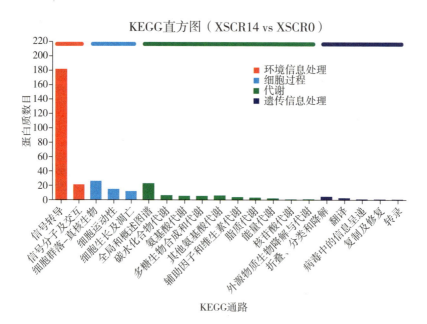

图2-2-5　KEGG通路注释结果

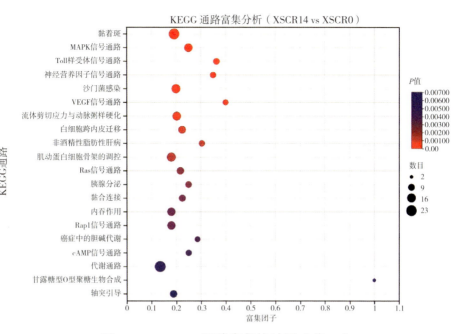

图2-2-6　KEGG通路富集统计图（前20）

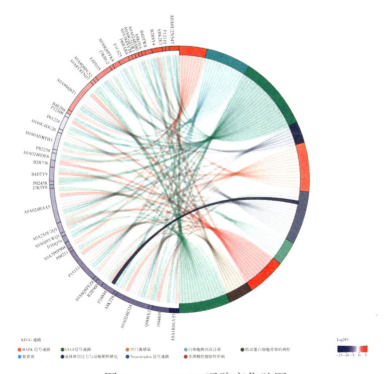

图2-2-7　KEGG通路富集弦图

（4）差异蛋白的亚细胞定位分析结果：分析差异蛋白的亚细胞定位，见图2-2-8。消栓肠溶胶囊治疗14天组与消栓肠溶胶囊治疗0天组的差异蛋白定位占比最多的是细胞质、线粒体、细胞外，说明蛋白质的发挥功能区域在细胞质、线粒体、细胞外参与生物学行为。

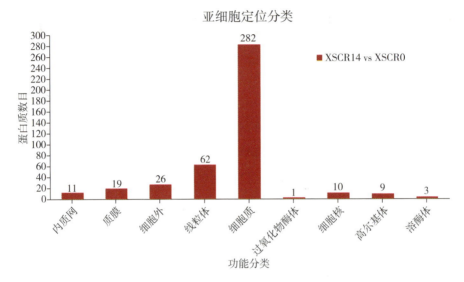

图2-2-8　差异蛋白亚细胞定位分布图

（5）差异蛋白的EggNOG富集分析：EggNOG富集分析能够准确地分配大多数基因的旁系同源物和直系同源物，可以识别较远的同源物和分离密切相关的同源物，可以利用蛋白质家族特征成员的功能将功能分配给整个蛋白质家族，并对多个家族的潜在功能进行描述。如图2-2-9和表2-2-18所示，本项目富集到的差异蛋白大多集中到翻译后修饰、蛋白质周转、分子伴侣，其次为细胞内运输、分泌和囊泡运输。

（6）Pfam注释：蛋白质结构域的长度通常在25个氨基酸和500个氨基酸长度之间。Pfam数据库（Protein families database of alignments and HMM），指蛋白质家族比对和HMM数据库，是基于HMM模型构建并拓展起来的，能够完整和精准地分类蛋白质家族和结构域，更好地了解差异蛋白的结构和功能，以及它们所扮演的生物学过程。分析差异蛋白的功能结构域，并对Pfam注释结果进行富集分析，如图2-2-10和表2-2-19所示，差异蛋白结构域主要集中在免疫球蛋白结构域。

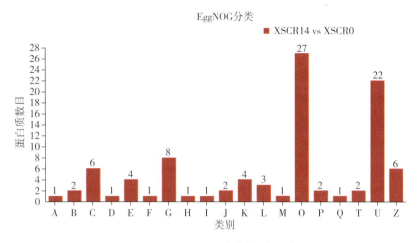

图2-2-9　EggNOG分类统计柱状图

注：横坐标代表EggNOG/KOG/NOG的功能分类（用大写字母A～Z表示），纵坐标表示具有该类功能的蛋白数目。其中A指RNA加工与修饰；B指染色质结构和动力学；C指能量生产和转换；D指细胞周期控制，细胞分裂，染色体分裂；E指氨基酸运输和代谢；F指核苷酸运输和代谢；G指碳水化合物运输和代谢；H指辅酶运输和代谢；I指脂质运输和代谢；J指翻译，核糖体结构和生物发生；K指转录；L指复制、重组和修复；M指细胞壁/膜/包膜生物发生；O指翻译后修饰，蛋白质周转，分子伴侣；P指无机离子运输和代谢；Q指次生代谢物的生物合成、运输和分解代谢；T指信号转导机制；U指细胞内运输、分泌和囊泡运输；Z指细胞骨架。

表2-2-18　EggNOG分类统计表

功能类型	功能分类	功能范畴	蛋白数量
信息存储与处理	A	RNA加工与修饰	1
	B	染色质结构和动力学	2
	J	翻译，核糖体结构和生物发生	2
	K	转录	4
	L	复制、重组和修复	3
新陈代谢	C	能量生产和转换	6
	E	氨基酸运输和代谢	4
	F	核苷酸运输和代谢	1
	G	碳水化合物运输和代谢	8
	H	辅酶运输和代谢	1

续表

功能类型	功能分类		功能范畴	蛋白数量
新陈代谢	I		脂质运输和代谢	1
	P		无机离子运输和代谢	2
	Q		次生代谢物的生物合成、运输和分解代谢	1
细胞过程和信号	D		细胞周期控制，细胞分裂，染色体分裂	1
	M		细胞壁/膜/包膜生物发生	1
	O		翻译后修饰，蛋白质周转，分子伴侣	27
	T		信号转导机制	2
	U		细胞内运输、分泌和囊泡运输	22
	Z		细胞骨架	6

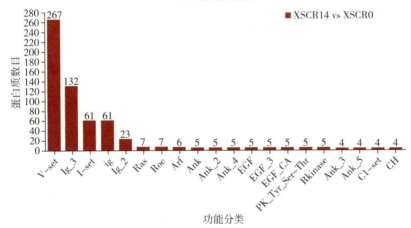

图2-2-10　Pfam注释统计柱状图

表2-2-19　Domain富集前10条目

结构域	结构域描述	蛋白质数目
V-set	免疫球蛋白V-set结构域	267
Ig_3	免疫球蛋白结构域	132
I-set	免疫球蛋白I-set结构域	61
ig	免疫球蛋白结构域	61
Ig_2	免疫球蛋白结构域	23
Ras	Ras家族	7

续表

结构域	结构域描述	蛋白质数目
Roc	死亡相关蛋白激酶结构域	7
Arf	核糖基化样因子家族	6
Ank	锚蛋白重复序列	5
Ank_2	锚蛋白重复序列（3拷贝）	5

（7）差异蛋白相互作用网络分析结果：蛋白-蛋白相互作用网络分析是细胞生化反应网络的重要组成部分之一，对调控细胞及其信号有重要意义。因此，我们利用STRING软件对其进行蛋白相互作用分析，构建差异蛋白相互作用网络，以了解差异表达蛋白之间的相互作用，获得处于蛋白相互作用网络的关键节点蛋白，如图2-2-11所示。其中ITGB3、COL6A1、

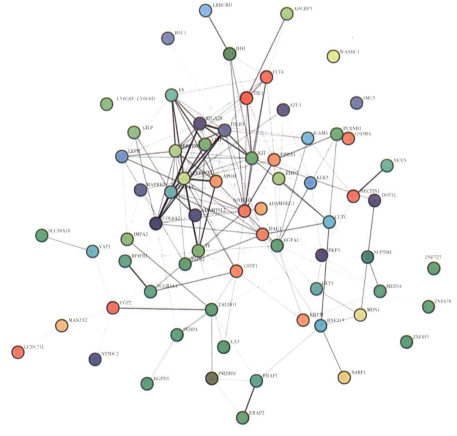

图2-2-11 蛋白相互作用网络分析图

SERPINA1、KIT、NEXN、F8之间连线较多，提示它们可能是关键节点蛋白，发挥较重要的生物学作用。

（8）iPath代谢通路分析：利用iPath 3.0对代谢途径进行可视化分析，可以查看整个生物系统的代谢通路信息（见图2-2-12）。图中的节点代表不同的化合物，边界代表不同的酶促反应。①Metabolic pathways（代谢通路）；②Biosynthesis of secondary metabolites（次生代谢产物的生物合成）；③Biosynthesis of antibiotics（抗生素的生物合成）；④ Microbial metabolism in diverse environments（不同环境下的微生物代谢）。

2.初步结论 缺血性脑卒中患者消栓肠溶胶囊治疗0天组与消栓肠溶胶囊治疗14天组的血清蛋白组学分析差异明显。

（1）消栓肠溶胶囊治疗14天前后患者血清蛋白表达差异明显，DIA质谱分析共鉴定出差异蛋白423种，与健康对照组相比，缺血性脑卒中病例组血清中表达上调的蛋白有189种，下调的蛋白有234种。

（2）缺血性脑卒中患者消栓肠溶胶囊治疗前后差异表达蛋白涉及多个生物学过程。GO富集分析显示，差异表达蛋白主要参与的生物过程包括响应细胞过程、生物调节、代谢过程、发育过程等；主要涉及的分子功能包括结合、催化活力、分子功能调节活力等；主要涉及的细胞组分包括蛋白原复合物、细胞结构体。

（3）缺血性脑卒中患者消栓肠溶胶囊治疗前后差异表达蛋白多涉及免疫响应、炎症反应机制及血管新生等。KEGG通路分析显示，差异蛋白富集到20条通路，包括Toll样受体信号通路、VEGF信号通路、MAPK信号通路等。差异表达蛋白发挥功能的区域在细胞质、线粒体、细胞外参与生物学行为。消栓肠溶胶囊治疗14天组与消栓肠溶胶囊治疗0天组的差异表达蛋白富集分析显示，主要集中在MAPK信号通路、Toll样受体信号通路、白细胞经内皮层迁移、VEGF信号通路等。

（4）缺血性脑卒中患者消栓肠溶胶囊治疗前后差异表达蛋白主要集中在蛋白翻译后修饰、蛋白周转及伴侣功能，其次为细胞内运输、分泌和囊泡运输。

（5）缺血性脑卒中患者消栓肠溶胶囊治疗前后差异表达蛋白主要集中在免疫球蛋白结构域。

（6）缺血性脑卒中患者消栓肠溶胶囊治疗前后多种蛋白之间可能存在直接或者间接的相互作用。PPI分析发现，68种蛋白之间可能存在直接或者间

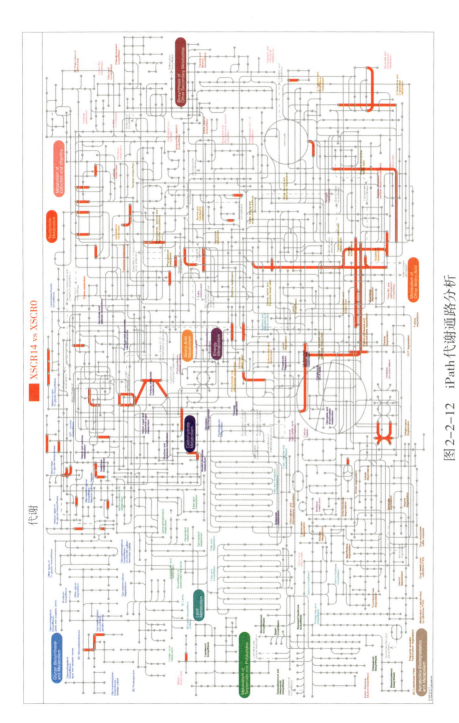

图2-2-12 iPath代谢通路分析

注：图片代表蛋白集注释的通路，桃红色、浅绿色分别代表不同蛋白集中的蛋白注释的通路，蓝色代表2个蛋白集中蛋白共同注释的通路。

接的相互作用,其中ITGB3、COL6A1、SERPINA1、KIT、NEXN、F8等发挥较重要的生物学作用。

参考文献

[1] 孙居仙,张申.光化学法啮齿类动物脑缺血模型分析[J].中国比较医学杂志,2008(8):58-61.

[2] WATSON B D, DIETRICH W D, BUSTO R, et al. Induction of reproducible brain infarction by photochemically initiated thrombosis[J]. Ann Neurol, 1985, 17(5):497-504.

[3] CHEN F, SUZUKI Y, NAGAI N, et al. Rodent stroke induced by photochemical occlusion of proximal middle cerebral artery: Evolution monitored with MR imaging and histopathology[J]. Eur J Radiol, 2007, 63(1):68-75.

[4] 汪亮,刘潘潘,胡勤乐.线栓法致大鼠局灶性脑缺血/再灌注模型的制作及思考[J].医学综述,2011,17(21):3359-3361.

[5] LI S, GU H Q, LI H, et al. Reteplase versus Alteplase for acute ischemic stroke[J]. N Engl J Med, 2024, 390(24):2264-2273.

[6] 陶真,吉训明,罗玉敏.体外脑缺血模型[J].国际脑血管病杂志,2013,21(2):155-160.

[7] 王磊沙,徐立,宋文婷,等.多因素复合建立多发性脑梗死气虚血瘀证大鼠模型的探讨[J].中国实验方剂学杂志,2017,23(8):105-111.

[8] IADECOLA C, BUCKWALTER M S, ANRATHER J. Immune responses to stroke: mechanisms, modulation, and therapeutic potential[J]. J Clin Invest, 2020, 130(6):2777-2788.

[9] BARTHELS D, DAS H. Current advances in ischemic stroke research and therapies[J]. Biochim Biophys Acta Mol Basis Dis, 2020, 1866(4):165260.

[10] SAGRIS D, PAPANIKOLAOU A, KVERNLAND A, et al. COVID-19 and ischemic stroke[J]. Eur J Neurol, 2021, 28(11):3826-3836.

[11] EKKERT A, SLIACHTENKO A, GRIGAITE J, et al. Ischemic stroke genetics: What is new and how to apply it in clinical practice?[J]. Genes, 2021, 13(1): 48.

[12] CUI Z F, ZHAO X T, AMEVOR F K, et al. Therapeutic application of quercetin in aging-related diseases: SIRT1 as a potential mechanism[J]. Front Immunol, 2022, 13: 943321.

[13] 戴纪恒. 基于SIRT1-HIF-1α-VEGFA信号转导通路探讨羟基红花黄色素A调控血管新生保护氧糖剥夺/复糖复氧损伤大鼠脑微血管内皮细胞[D]. 合肥: 安徽中医药大学, 2020.

[14] NI H Z, LI J X, ZHENG J Y, et al. Cardamonin attenuates cerebral ischemia/reperfusion injury by activating the HIF-1 alpha/VEGFA pathway[J]. Phytother Res, 2022, 36(4): 1736-1747.

[15] CUI Q, MA Y H, YU H Y, et al. Systematic analysis of the mechanism of hydroxysafflor yellow A for treating ischemic stroke based on network pharmacology technology[J]. Eur J Pharmacol, 2021, 908: 174360.

[16] ZHANG Y L, LIU Y, CUI Q, et al. Hydroxysafflor yellow A alleviates ischemic stroke in rats via HIF-1, BNIP3, and Notch1-Mediated inhibition of autophagy[J]. Am J Chin Med, 2022, 50(3): 799-815.

[17] XIE W J, ZHU T, ZHANG S X, et al. Protective effects of Gypenoside XVII against cerebral ischemia/reperfusion injury via SIRT1-FOXO3A- and Hif1a-BNIP3-mediated mitochondrial autophagy[J]. J Transl Med, 2022, 20(1): 622.

[18] Wei R H, Song L J, Miao Z Y, et al. Hydroxysafflor yellow A exerts neuroprotective effects via HIF-1α/BNIP3 pathway to activate neuronal autophagy after OGD/R[J]. Cells, 2022, 11(23): 3726.

[19] 魏汝恒, 苗珠月, 戴瑶瑶, 等. 基于生物信息学技术筛选缺血性脑卒中相关转录因子及中药活性成分研究[J]. 实用心脑肺血管病杂志, 2023, 31(3): 74-80, 86.

[20] 魏汝恒, 宋丽娟, 苗珠月, 等. 缺血性脑卒中时小胶质细胞自噬的作用及其机制研究进展[J]. 医学综述, 2023, 29(8): 1545-1551.

[21] 苏志霞, 温春丽, 宋丽娟, 等. 蛭芎胶囊治疗急性脑梗死的临床疗效[J]. 中西医结合心脑血管病杂志, 2024, 22(5): 161-165.

[22] 张江, 苑杰. 大健康视角下缺血性卒中的全程管理——《缺血性卒中一二级预防指南》解读[J]. 慢性病学杂志, 2022, 23(1): 1-3.

[23] XIONG Y, CAMPBELL B C V, SCHWAMM L H, et al. Tenecteplase for ischemic stroke at 4.5 to 24 hours without thrombectomy[J]. N Engl J Med, 2024, 391(3): 203-212.

03

第三章

神经血管单元的构成及其在缺血性脑血管病中的作用

针对缺血性脑血管病，人们在溶栓治疗的同时，也使用神经保护剂来保护脑组织免受或减少再灌注损伤。脑保护的目的已逐渐从单一的神经保护转变为对神经和血管的整体的保护，并由此提出了神经血管单元的概念。

第一节
神经血管单元的构成及其功能

2000年左右，美国国立神经疾病和卒中研究所率先提出了神经血管单元（neurovascular unit，NVU）这一脑卒中治疗的概念模型，首次将血管和神经细胞的相互作用看作一个整体进行研究。它的结构基础是神经元、血脑屏障、小胶质细胞及维持脑组织完整性的细胞外基质。NVU的各个成分之间连接紧密，建立了一个解剖和功能的整体，从而形成一个高效的脑血流调节系统，维持脑微环境的稳态。

NVU在维持大脑内环境平衡中的重要性正逐渐被认识。它的成分和多因素之间的相互作用是极其精细和复杂的，了解其构成及功能对于理解各种神经血管疾病至关重要。

一、血脑屏障

血脑屏障（blood-brain barrier，BBB）是一种高度分化的脑内皮结构，由血管内皮细胞、星形胶质细胞足突、基底膜及周细胞构成，形成维持神经元内环境稳定的屏障系统，是控制血液、脑和脑脊液间物质交换的解剖学、物理化学和生化屏障。BBB各组分及其与周围的周细胞、星形胶质细胞、小胶质细胞和神经元的协同作用，共同调控BBB的形成和功能。BBB的功能取决于内皮细胞与血管周围微环境之间的紧密连接。

（一）内皮细胞

内皮细胞是BBB的基本骨架，控制血液、大脑和脑脊液之间的物质交换，维持血管完整性，特别是血脑屏障的通透性。内皮细胞可产生营养因子和血管活性因子，这些因子对血管张力具有极其重要的控制作用。有些是扩张因子，如一氧化氮，但也有血管收缩因子，如内皮素和血栓素，是脑损伤的重要介质。内皮细胞可以通过细胞之间的紧密连接（tight junction，TJ）减少BBB渗透性，使血液中的物质有选择性地进入脑内，减轻缺血损伤，在脑微血管中，TJ是维持大脑微血管完整性和调节细胞旁运输的关键。在缺血状态下，Rho相关蛋白激酶/肌球蛋白轻链信号转导级联被激活，触发内皮细胞中的肌动蛋白聚合，基本骨架改变，BBB完整性遭到破坏。多种细胞分泌基质金属蛋白酶（MMP），其中MMP-9会导致紧密连接蛋白和黏附连接蛋白减少；与此同时，小胶质细胞极化，生成大量M_1表型，释放大量炎性物质，继而发生一系列的病理生理级联反应，最终神经元凋亡坏死。

脑内皮细胞可滋养邻近神经元。它们可通过影响轴突的发育保护神经元免受压力。在整个神经血管循环系统中，大脑内皮细胞和神经元前体细胞之间的细胞-细胞信号有助于介导和维持成人大脑中正在进行的神经发生和血管生成。

脑内皮细胞还可营养支持少突胶质细胞。值得注意的是，内皮细胞的营养支持作用在病理条件下可能减弱。此外，最近的体外研究表明，脑内皮细胞分泌的VEGF-A可促进少突胶质前体细胞（OPC）的迁移，但不能促进OPC的增殖。

（二）周细胞

周细胞位于大脑毛细血管网络的内皮细胞层周围。它们是NVU的重要组成部分，也是神经血管功能的协调者和效应者，包括调节BBB的完整性、清除和吞噬细胞碎片等。不同器官中周细胞密度和周细胞覆盖率与内皮细胞的比例不同。中枢神经系统中的周细胞覆盖率高于其他器官，内皮细胞表面的覆盖率约为30%。在NVU中，周细胞与脑内皮细胞密切相关，以维持正常的NVU功能。

周细胞主要通过调节血管生成、神经元再生和BBB功能来参与脑缺血损伤中受损神经组织的修复。周细胞与内皮细胞紧密相关，共同维持BBB功能，保护NVU。星形胶质细胞和周细胞时刻监测BBB的功能状态。周细胞可分泌血管生成素-1/血管生成素-2、血管内皮生长因子，促进内皮增生；分泌血小板衍生生长因子β作用于血管，促进血管的重建和成熟。缺血缺氧后，周细胞还可通过信号转导激活转录激活因子3。在不同时期，周细胞发挥的作用不同。在疾病发生早期，周细胞会收缩、死亡；急性期周细胞参与炎症免疫应答，致局部蛋白水解，甚至出现脑水肿；后期恢复阶段，周细胞还可促进血管生成，起到神经保护作用。

二、星形胶质细胞

星形胶质细胞（astrocyte，AS）在神经血管单元中尤为重要，可执行多重稳态功能，维持神经血管单元的存活与稳定，具有神经保护、血管生成、免疫调节、神经源性和抗氧化作用，并能调节突触功能。它们构成了近一半的脑细胞，数量超过了人脑中的神经元。一个AS延伸了数千个细小的足突，这些足突包裹着突触和微血管，并帮助填充神经。除了调节细胞外离子平衡的作用外，最近的研究揭示了AS对NVU的调节功能。

第一，AS对调节神经元突触的形成、功能和清除起着关键作用。先前的体外研究表明，视网膜神经节细胞与AS共培养形成功能性突触，其活性增加近100倍。AS分泌血小板反应素、胆固醇及甘氨酸，其被证明可促进突触形成，维持突触前、突触后的功能。

第二，AS也像神经元一样拥有多种受体。首先，神经元中的神经递质激活AS中的Ca^{2+}信号，释放各种AS源性因子，包括胶质细胞源性神经营养因子（GDNF）、基本碱性成纤维细胞生长因子和血管生成素–1、炎症因子。这些活性物质能够作用于神经元，抑制或增强神经元活动。其次，AS通过控制血管张力和脑血流，与血管和突触之间形成密切的联系。

第三，AS可以维持血脑屏障的正常防御作用。应激条件下，AS表达胶质纤维酸性蛋白上升变为反应状态。其与损伤性质、AS与损伤部位的距离及损伤后时间有关，故用反应性星形胶质增生作为中枢神经系统的病理标志。反应性AS在阻断BBB损伤中起着至关重要的作用。并且，最近的研究表明，反应性AS来源的VEGF–A可导致BBB破裂，并伴有淋巴细胞浸润、组织损伤等病理表现。

第四，AS是高度分泌的细胞，通过释放AS源性因子与其他细胞沟通。

第五，AS通过间隙连接通道与相邻细胞相互连接，这些通道受胞外信号和细胞内信号的调节进行信息交换。AS–内皮细胞和AS–神经元间隙连接是由连接蛋白43和连接蛋白30半通道介导的，这些通道允许细胞–细胞转移营养物质、代谢物、次级信使和离子。值得注意的是，脑损伤后的反应性AS在某些情况下是有益的，但大多数情况下被认为是有害的，它们会产生多种促炎性细胞因子、抑制轴突再生、影响疾病的恢复。然而，反应性AS可分泌例如神经营养因子、碱性成纤维细胞生长因子和血管生成素1/血管生成素2刺激血管新生和内皮祖细胞增殖。

三、细胞外基质

细胞外基质是一种高度动态的结构，存在于所有组织中，并通过数量和质量的不断变化控制组织稳态，这与负责细胞外基质降解的特定酶有关，如MMP。另外，细胞外基质作为神经血管单元的一部分，可调节多种功能，包括细胞增殖、迁移和分化及神经元突触发生和成熟，其关键性的分子包括透明质酸和蛋白聚糖连接蛋白。

四、少突胶质细胞

少突胶质细胞在神经血管单元中的作用主要是产生髓磷脂，形成绝缘的髓鞘结构，协助生物电信号的跳跃式高效传递，并维持和保护神经元正常功能，少突胶质细胞的丧失会导致神经功能受损。此外，少突胶质细胞能分泌一些神经营养因子和生长因子，如胰岛素样生长因子1和胶质细胞源性神经营养因子，促进神经元存活和轴突生长。内皮细胞通过释放营养因子如脑源性神经营养因子和碱性成纤维细胞生长因子促进少突胶质细胞前体细胞增殖、释放VEGF-A促进少突胶质细胞迁移。少突胶质细胞不仅产生神经营养因子，而且形成支持动作电位传递的髓鞘。此外，它们也可通过释放多种信号分子调控AS的先天免疫。

五、小胶质细胞

小胶质细胞（microglia，MG）是脑内的固有免疫细胞，识别病原体，清除坏死凋亡细胞，介导炎症反应，与NVU各细胞组分间存在众多的信号转导方式，具有维持微环境稳态的功能。虽然NVU的经典定义不包括MG和少突胶质细胞，但它们在结构和功能上与NVU密切相关。

MG介导的神经保护功能和NVU的调节基于胶质转化因子和细胞因子的协同分泌及代谢物的释放和吸收。实际上，与BBB相邻的MG与内皮细胞始终保持着紧密联系，从而使MG能够维持BBB的完整性并将血液中携带的分子流入大脑。许多研究表明，血管损伤、BBB破坏和MG激活之间存在紧密的时空相关性。脑内皮细胞中表达的免疫调节剂CD200与主要在MG上表达的CD200受体相互作用，从而抑制MG的免疫反应。在被细菌脂多糖（LPS）激活后，MG可以诱导内皮细胞的损伤，因此，抑制MG激活可能起到促进BBB完整性和生存力的作用。同样，在甲基苯丙胺诱发的血管损伤的体内模型中已证明，在没有神经退行性变的情况下，活化的内皮细胞可以促使MG活化。此外，MG受到刺激后还可影响NVU中的AS，从而激活MG产生一氧化氮（NO），随后通过Keap1/Nrf2途径在AS中诱导神经保护作用。可以通过BBB破坏和内皮活性来驱动MG激活的4个主要途径：①内皮细胞表达的因子；②全身性炎症；③周细胞和细胞外基质（extracellular matrix，ECM）重塑；④长期BBB功能障碍。

综上所述，所有NVU组件在结构上都密切相关，都是保持大脑稳态的重要组成部分。

第二节

缺血性脑血管病中神经血管单元的作用及研究进展

在正常大脑中，神经元通过树突和轴突相互连接，形成信号传输和通信网络。几十年来，神经元损伤被认为是脑损伤或疾病后功能缺陷的主要原因。因此，几乎所有的治疗策略都针对拯救神经元和修复神经元损伤。然而，这种以针对神经元为中心进行治疗的观点逐渐发生改变，因为大脑的正常功能不仅取决于神经元与神经元的连接，还取决于NVU中不同成分［包括神经元、神经胶质细胞（少突胶质细胞、小胶质细胞和星形胶质细胞）、血管细胞（内皮细胞、周细胞和平滑肌细胞）及脑血管系统内的基底薄层基质］之间的相互作用。

缺血性脑血管病具有较高的发病率和死亡率，及时恢复血液供应的治疗可能有助于减少脑缺血后的脑组织损伤。但是，如果血液灌注没有及时恢复，就会发生缺血再灌注损伤，对大脑造成更严重的结构和功能损伤。缺血性脑血管病的发病机制是一个快速的病理生理级联反应。这一级联反应包括细胞内钙稳态功能障碍和谷氨酸的持续损失，随后是自由基的产生、炎症的发生、凋亡基因的激活和能量代谢功能障碍。这些问题可进一步介导细胞凋亡或坏死，导致不可逆的脑损伤。有研究表明，在脑缺血损伤过程中，AS、MG和脑微血管内皮细胞均参与其中，支持神经元传导复杂而特异的信号，并在局灶性脑缺血后共同发挥作用。因此，用NVU的概念来综合研究脑缺血性损伤的发病机制，有助于发现和发展更快速有效的诊断方法和治疗策略。

一、神经血管单元中神经元的作用

脑缺血损伤可通过兴奋性毒性、炎症、氧化应激和细胞凋亡等机制导致神经元损伤。此外，它还可以激活对缺血性损伤作出反应的神经元的内源性神经保护机制。磷脂酰肌醇3激酶（PI3K）-丝氨酸-苏氨酸蛋白激酶（Akt）通路（PI3K-Akt通路）参与细胞凋亡、增殖、分化等许多重要的细胞过程，并参与脑缺血损伤的保护。MCAO诱导的脑缺血可抑制多种miRNA的表达，并影响NVU神经元；增加这种miRNA的表达可以通过减少细胞凋亡和促炎反应来减轻缺血损伤。GSK-3β主要存在于中枢神经系统，尤其是神经元中，在调节代谢过程、蛋白质和糖原代谢、炎症和神经可塑性等方面发挥重要作用。在脑缺血损伤过程中，抑制GSK-3β的表达可减轻细胞损伤，起到保护作用。

二、神经血管单元中神经胶质细胞的相互作用

NVU中的所有结构都发挥特定的功能来维持中枢神经系统稳态。在NVU内，神经元被神经胶质细胞包围，这使得它们无法与血管细胞直接接触并缓冲血液传播物质的打击。特别是，AS充当桥梁，允许神经元-神经胶质串扰并将神经胶质部分与NVU中的血管部分连接起来。它们维持神经元细胞的代谢和离子稳态，调节突触谷氨酸平衡，并通过钙离子阻滞谷氨酸诱导的兴奋信号振荡。此外，星形胶质细胞通过将其末端伸向微血管并与毛细血管形成近端连接来调节脑血流（cerebral blood flow，CBF）和毛细血管通

透性。少突胶质细胞产生富含脂质的髓鞘来包裹轴突并加速脉冲传导。MG被赋予病原体识别和吞噬功能，是中枢神经系统中的第一道防线，并以高流动性持续监测其领土。AS与MG还可以通过自分泌、旁分泌的调节模式及特定的嘧啶受体通路形成彼此间相互对话，促进细胞因子的分泌。尽管二者在NVU中的功能特征不同，但可经在NVU中的相互交流和合作实现"免疫化"，从而构建级联免疫网络。因此，如何调控MG与AS二者在NVU中的相互作用，很可能成为未来研究的治疗靶点。

三、神经血管单元中的微血管成分

中枢神经系统对能源的需求量很大，但其储能能力相当有限。研究人员已经就神经元活动与脑血流的耦合达成了共识。几乎每个神经元都有自己的毛细血管以提供足够的能量和营养。已知星形胶质细胞具有监测神经元活动并有助于神经血管耦合的能力。一方面，星形胶质细胞通过未知机制感知和响应神经元的代谢变化（可能是通过谷氨酸信号转导）；另一方面，星形胶质细胞的末端到达周细胞和平滑肌细胞，通过释放离子或分泌各种血管活性物质，调整周细胞/平滑肌细胞的收缩或松弛。通过这种方式，星形胶质细胞根据神经元活动瞬时调节CBF。

除了CBF和能量供应的精确调节外，NVU的血管部分还提供渗透性调节以维持中枢神经系统稳态。内皮细胞、周细胞和星形胶质细胞相互作用形成内皮间紧密连接（TJ）。中枢神经系统中内皮TJ的丰度使它们成为关键的守门人之一。内皮细胞和周细胞都产生细胞外基质，形成中枢神经系统毛细血管的基底层。TJ密封的内皮细胞、周细胞、星形胶质细胞端足和基底层形成功能性BBB并保持中枢神经系统的代谢稳态。

四、神经血管单元中脑微血管内皮细胞作用

脑微血管内皮细胞（brain microvascular endothelial cell，BMEC）是毛细血管微循环内的一种简单的鳞状上皮细胞，与神经胶质细胞一起形成血脑屏障，以限制血液中的可溶性物质和细胞进入大脑。在NVU中，BMEC是血管成分，神经元和神经胶质来自神经干细胞，代表神经/神经胶质成分。BMEC具有特殊的细胞膜运输系统，细胞之间复杂的紧密连接及较少的胞吞小泡，

可用于维持大脑内部环境的稳态。此外，BMEC在合成、分泌、代谢和免疫中发挥作用，与脑血管疾病、脑肿瘤的侵袭和扩散及其他病理过程有关。BMEC通过激活脑缺血性损伤后的Nrf2发挥抗氧化作用并保护BBB完整性。BMEC可以通过TJ减少BBB的泄漏并减轻缺血性损伤。因此，BMEC与血脑屏障的扩散和高电阻密切相关。另外，MMP活性的增加也与BMEC有关。TJ是MMP的底物，因此当发生脑缺血损伤时MMP的表达增加，会损害BBB。此外，MMP可以下调基底层蛋白（如层粘连蛋白、Ⅳ型胶原蛋白）以破坏BBB，并可能介导某些缺血性损伤。

神经血管单元中各组分损伤与功能修复都不是独立作业，细胞与细胞之间相互联系、相互作用，构成一个交叉体系，以维持大脑的正常生理功能。缺血缺氧后，神经元由于缺血缺氧产生兴奋性毒性，过量的谷氨酸导致神经元变性。内皮细胞中肌动蛋白聚合被触发，细胞骨架改变；多种细胞分泌的MMP-9严重破坏BBB，使紧密连接蛋白和黏附连接蛋白减少，加之MG的M_1极化，产生大量炎性物质，促进后续一系列病理生理级联反应，导致神经元大面积死亡。神经血管单元中的AS变为反应状态，分泌神经营养因子、碱性成纤维细胞生长因子和血管生成素1/血管生成素2，这些刺激血管新生和内皮祖细胞增殖的蛋白能修复损伤的BBB；基底膜通过增加依赖VEGF方式，减少缺血性损伤区域梗死面积，帮助细胞生长、分化和迁移，从而促进脑功能恢复；周细胞诱导激活转录激活因子3、缺氧诱导因子1α、分泌的血管生成素1/血管生成素2、VEGF促进内皮细胞增生，分泌的血小板衍生生长因子受体β与内皮细胞分泌的血小板衍生生长因子β结合，使血管改建、稳定和成熟，从而修复BBB，并释放神经营养因子保护神经；MG的M_2极化释放抗炎因子，减少神经元的炎性反应；少突胶质细胞分泌胰岛素样生长因子1和胶质细胞源性神经营养因子等促进神经元存活和轴突生长；细胞外基质则作为外环境调节缺血性脑血管病后神经血管单元稳定。

因此，在对缺血性脑血管病的研究中，我们必须要考虑NVU的整个框架，并对其细胞之间的多种相互作用进行深入研究，以进一步探索NVU在临床环境中的治疗潜力。

第三节
星形胶质细胞在脑缺血后神经血管单元中的作用

星形胶质细胞（AS）是脑内数量最多的细胞，在脑内发挥着营养、支持和保护的作用。其与神经元、小胶质细胞、血脑屏障及细胞外基质构成的NVU是中枢神经系统疾病特别是脑缺血损伤治疗的重要靶点。脑卒中发生后，AS在NVU中通过多条信号通路发挥保护和损伤脑组织的复杂双重作用。深入了解AS在缺血性脑卒中NVU中的作用及其病理过程，对缺血性脑卒中的治疗具有重要意义。

一、星形胶质细胞在神经血管单元中的作用

（一）星形胶质细胞与神经元的相互作用

AS约为神经元数量的5倍，在神经元营养、支持、保护和信号转导中起着重要作用。一方面，AS的突起包围着神经元，与神经元突触进行通讯。另一方面，AS用足端包裹血管，介导神经元与血管之间的信息传递。AS不仅可以调节突触的传递和强度，还参与突触的形成和神经元的分化。研究表明，AS释放的雌激素可以通过激活神经元上的雌激素受体α，增加新形成的突触数量，增强突触信号传递。AS分泌的血小板反应素在体内外均可促进突触的形成。有研究发现，大鼠胚胎干细胞仅在含有AS的培养基中分化为神经元。此外，AS还可以为神经元提供能量物质。

（二）星形胶质细胞与小胶质细胞的相互作用

小胶质细胞（MG）作为大脑中的天然免疫细胞，监控着大脑的微环境，是中枢神经系统防御的第一道防线。通常，MG和AS被激活为两种状态，即神经毒素表型（M_1/A_1）和神经保护表型（M_2/A_2），分别对应于NVU中的破坏性或修复功能。活化的MG通过分泌IL-1α、TNF和C1q诱导A_1星形胶质细胞，这些细胞因子共同作用是诱导A_1星形胶质细胞的必要条件。A_1星形胶质细胞失去促进神经元存活、生长、突触形成和吞噬的能力，导致神经

元和少突胶质细胞死亡。同样，MG也可以释放IL-1β等炎症因子抑制AS产生的CXCL2的分泌，这可以进一步破坏BBB的完整性并增加神经炎症反应。脑卒中后，AS可释放大量的IL-17A，与之一致的是IL-17AR也会高表达。研究发现，抑制AS来源的IL-17A可降低MG向M_1型转变。这表明，M_1型小胶质细胞的极化可能通过了IL-17信号通路，并与AS密切相关。MG和AS也能以旁分泌方式相互作用，其作用可能受TGF-β、IL-1、ATP等细胞因子的作用。此外，MG和AS之间可能存在一个特定的嘧啶受体相关通路，这可能影响神经元和反应性胶质细胞的慢性炎症。此外，MG还释放IL-10作用于反应性星形胶质细胞（reactive astrocytes，RAs），从而使AS释放细胞因子并在NVU中发挥积极的保护作用。

（三）星形胶质细胞和血脑屏障之间的相互作用

AS是参与血脑屏障（BBB）形成的三种细胞之一，AS可以包裹90%以上的毛细血管内皮细胞。AS与脑微血管内皮细胞相互作用，共同诱导BBB的形成，维持其完整性。在BBB中，AS通过缝隙连接与相邻细胞相互连接，间隙连接通道受细胞外和细胞内信号调节，并允许信息交换。星形胶质细胞-内皮细胞缝隙连接由连接蛋白43（CX43）半通道介导，该半通道允许细胞间营养物质、神经递质的转移，并维持血管内外的水和离子平衡。在这个过程中，AS、周细胞和内皮细胞之间存在着复杂的信号交换。研究发现，单独培养的内皮细胞不能形成BBB，除非与AS或胶质细胞培养液共同培养。有学者制作了AS损伤大鼠模型，发现AS在损伤后4~24小时死亡，24小时后BBB通透性增加，伤后6~8天BBB逐渐恢复正常。据此推测，AS在BBB通透性的调节中起重要作用。

周细胞作为神经血管功能的整合者、协调者和效应者，是NVU一个非常重要的组成部分，能够调节BBB完整性，调节脑血流量（CBF），清除和吞噬细胞碎片。周细胞的收缩和舒张在局部微血管血流的调节中起关键作用。一些研究表明，一定比例的周细胞是可收缩的，对大脑产生的血管活性信号有反应，并且能够在体外和体内影响脑微血管直径，影响局部血液灌注和血流再分配。Hartmann使用双光子显微镜在体内观察和操纵脑毛细血管周细胞，发现血管收缩与同一毛细血管中红细胞速度和通量的降低有关，表明诱导周细胞的收缩可以改变脑血流量。作为调节脑微血管收缩和舒张的关键细胞，周细胞可影响BBB的形成和通透性，参与脑血流的再灌注，这个可能与AS能影响钙离子浓度密切相关。

(四)星形胶质细胞和细胞外基质之间的相互作用

细胞外基质(ECM)由神经元或胶质细胞分泌,为细胞排列提供支持。作为NVU的成分之一,它可以通过数量和质量的不断变化来维持组织内稳态,这与负责ECM降解的特定酶有关,如基质金属蛋白酶(MMP)。MMP是一个Zn^{2+}依赖的ECM重塑内肽酶家族,在ECM的降解及细胞间黏附、迁移、浸润、增殖、凋亡和神经元突触重塑的调控中起着重要作用。研究证实,缺血性脑卒中后AS过表达MMP-2和MMP-9,破坏了ECM的结构,增加了BBB的通透性。MMP-2的主要功能是降解ECM的基底膜,而MMP-9则是降解和重塑ECM的动态平衡。有研究发现,血红素能刺激AS释放TLR2,增加MMP-9的表达,引起ECM和BBB损坏。此外,AS分泌的某些细胞因子可引起ECM组成和结构完整性的改变,ECM的破坏也可显著改变AS的功能。

二、星形胶质细胞在缺血性脑卒中后神经血管单元中的作用

AS在正常生理条件下低水平分泌多种神经营养因子,如胶质细胞源性神经营养因子(GDNF)、脑源性神经营养因子(BDNF)和碱性成纤维细胞生长因子(bFGF)。在缺血状态下,AS被激活,其形态学发生改变,标志蛋白GFAP和波形蛋白增加。AS对缺血有很强的耐受性,一方面,通过释放神经营养因子、摄取兴奋性氨基酸、抗炎和抗氧化等多种途径保护神经元;另一方面,通过产生兴奋性氨基酸、释放炎症介质等途径损伤神经元。因此,在脑缺血的病理过程中,AS是一把双刃剑,它对中枢神经系统既有神经毒性又有神经保护作用。

(一)保护作用

1.释放神经营养因子 AS是中枢神经系统中神经营养因子的主要来源。脑缺血后,RAs能分泌多种营养因子,包括bFGF、BDNF、GDNF、促红细胞生成素(EPO)、神经营养因子-3(NT3)等,这些营养因子能促进轴突和血管的再生、髓鞘的形成及突触可塑性。其中,bFGF不仅能下调GFAP等

标志物的表达,削弱AS的活化,而且能调节上游TLR4/NF-κB信号通路,降低IL-6、TNF-α等促炎细胞因子的水平,发挥神经保护作用。同时,研究表明,将bFGF注射到侧脑室内,能有效地抑制AS的活化,防止神经元损伤。在缺血性脑卒中中,BDNF在调节信号通路、释放细胞因子和抑制细胞凋亡方面发挥神经保护作用。有证据表明,较低的BDNF血清水平与脑卒中或短暂性脑缺血发作发病率的增加有关。最近的研究表明,BDNF还可用作脑卒中后并发症的诊断标志物和预测缺血性脑卒中患者功能状态的预后参数。GDNF可以通过促进细胞存活、神经突生长和突触形成来缓解缺血引起的学习和记忆障碍。此外,GDNF还可以调节缺血半暗带的AS增殖和炎症,防止神经元过早和延迟死亡。此外,AS还产生EPO,通过激活JAK2保护海马神经元免受缺血性损伤。

2. 摄取兴奋性氨基酸 兴奋性损伤是导致脑缺血时神经元死亡的主要机制之一。谷氨酸(Glu)主要由AS提供,是中枢神经系统的主要兴奋性氨基酸,其表达的增加可能引起兴奋性毒性。然而,AS可通过谷氨酸转运体1(GLT-1)和谷氨酸天冬氨酸转运体(GLAST)摄取突触间隙多余的Glu,起到神经保护作用。AS摄入Glu并迅速转化为谷氨酰胺,谷氨酰胺通过"谷氨酸-谷氨酰胺循环"返回神经元,终止兴奋性神经元的信号转导,维持低谷氨酸水平。在脑缺血病理状态下,RAs摄取和转化Glu的能力增强,减少细胞外谷氨酸的积累,从而减轻兴奋性氨基酸引起的继发性神经毒性。

3. 抗炎 脑缺血可引起一系列炎症反应,AS具有一定的抗炎作用,对中枢神经系统有保护作用,可减轻炎症反应损坏。在炎症高峰时,AS作为调节细胞分泌TGF-β和IL-10等抗炎细胞因子来抑制炎症反应。研究表明,缺血性脑卒中后人的半暗带中TGF-$β_1$显著上调,这可能是缺氧诱导的神经元和AS应激增加了生长因子的表达。TGF-$β_1$上调BDNF和睫状神经营养因子,还诱导神经元中TGF-$β_1$的自合成,这可能进一步解释了缺血半暗带的存在,由于TGF-$β_1$的保护作用,神经元存活时间更长。另外,AS可间接调节MG的功能。AS通过抑制MG介导的炎症反应,限制外周炎症细胞和某些细菌通过BBB的浸润,可以修复受损的BBB,抑制中性粒细胞的凋亡和脱颗粒,增强中性粒细胞抑制炎症的吞噬能力。此外,还有研究发现,RAs可通过TLR4/NF-κB/STAT3信号通路释放生长相关蛋白43,抑制MG的活化和炎症反应。

4. 抗氧化 在脑缺血等病理条件下，脑内会产生大量的活性氧（ROS）和自由基，对机体细胞造成氧化损伤。首先，AS能产生胰岛素样生长因子Ⅰ，并通过激活蛋白激酶B（PKB）发挥抗氧化应激作用。其次，AS能促进NF-E2相关因子2（Nrf2）进入细胞核并与抗氧化反应元件（ARE）结合，保护AS及邻近神经元免受氧化损伤。此外，AS可表达连接蛋白43形成缝隙连接发挥抗氧化作用，以及分泌G蛋白耦联受体GPR37样蛋白1（GPR37L1）保护AS免受氧化应激。

5. 胶质瘢痕 脑梗死后，脑内炎症反应促进AS的活化，诱导BBB紧密连接的形成。梗死区周围的RAs分泌细胞外基质成分，与MG一起形成胶质瘢痕。这种分子屏障可以有效地将损伤区域与正常组织分开，抑制有毒物质的扩散，减少兴奋性氨基酸和神经毒性物质引起的神经元死亡。研究发现，尽管胶质瘢痕是强大的物理和内吞屏障，但它们仍然是可渗透的。胶质瘢痕无法将液化坏死区与存活的脑组织完全隔离开，无法抑制液化性坏死区域中存在的神经毒性因子。这种通透性可能是一些患者在脑卒中后出现神经退行性病变的重要原因。

（二）破坏作用

1. 神经毒性物质和促炎细胞因子的释放 Glu是一种兴奋性神经递质。脑缺血后，神经毒性谷氨酸大量积聚于细胞间隙，引起线粒体和细胞内钙超载，加重神经细胞损伤或死亡。AS在缺血状态下能分泌大量TNF-α、IL-1β等炎性因子，可激活MG，加重脑水肿程度，加重炎症反应。活化的胶质细胞能产生大量的炎症介质，这些炎症介质能进一步刺激胶质细胞的活化和增殖，从而加剧炎症反应，形成恶性循环。并且，在这个过程中，TNF-α能诱导Glu、一氧化氮等神经毒性物质的释放，参与炎症反应，而IL-1β则直接损伤神经元。

2. AS和基质金属蛋白酶（MMP） 在脑缺血疾病中，MMP不仅能降解细胞外基质，而且能破坏BBB的完整性。研究证实，急性缺血性脑卒中与MMP之间存在一定的关系。MMP-9水平与缺血性脑梗死面积直接相关，与脑缺血后出血性转化有一定关系。研究已经发现，急性缺血性脑卒中患者血清MMP水平明显升高，可加重神经元损伤。敲除MMP基因或添加MMP抑制剂可以显著降低脑卒中的损害。此外，多种靶向MMP-2和MMP-9的药物对脑有保护作用。

三、靶向星形胶质细胞治疗缺血性脑卒中的策略

AS通过激活或抑制多种信号通路参与缺血性脑卒中的病理过程，对神经元起着复杂的双重作用。研究发现，多种药物可以靶向AS发挥保护作用，减轻中枢神经系统损伤。

（一）ERK1/2信号通路

ERK1/2是MARK信号通路的关键调控因子，在细胞增殖和分化中起着重要作用。研究表明，ERK1/2信号通路的激活对缺血性脑卒中也有两面性。一方面，炎症因子或氧化应激激活ERK1/2，加重NVU损伤；另一方面，AS可以释放神经营养因子，通过激活ERK1/2信号通路发挥神经保护作用。研究表明，多种靶向AS的药物可以通过ERK1/2影响缺血性脑卒中。钾通道2-（1-羟基戊基）-苯甲酸酯（DL-PHPB）是一种Ⅱ期临床试验中用于缺血性脑卒中的新候选药物。通过上调ERK活性，DL-PHPB显著增加AS分泌的BDNF和NGF水平，从而促进了神经元和AS共培养系统中神经元的存活，并抑制神经元凋亡。DL-PHPB治疗的有效性提示，其神经保护作用可能与AS有关，但DL-PHPB的作用机制仍有待进一步研究。丹参酮Ⅱ能抑制糖氧剥夺条件下AS中基质细胞衍生因子-1和缺氧诱导因子-1α的积累，抑制ERK1/2和AKT的活化，抑制AS的增殖，降低损伤程度。

（二）TLR4/NF-κB信号通路

TLR4是最早发现的Toll样蛋白。TLR4在脑缺血后首先在AS和MG中被激活。NF-κB是TLR4重要的下游信号核转录因子之一。细胞内IL-2、IL-1β、TNF-α等多种物质可依次激活NF-κB，从而进一步刺激炎症信号的级联放大。抑制TLR4/NF-κB信号通路的激活可以改善缺血性脑卒中的损害。研究表明，银杏二萜内酯通过抑制TLR4/NF-κB途径，抑制血小板聚集、AS活化和促炎细胞因子的产生，减轻缺血损伤。有研究发现，片仔癀可显著减少MCAO大鼠的脑梗死体积，改善神经功能评分和病理损伤；片仔癀通过下调TLR4、MyD88和TRAF6及减少NF-κB的表达和核转位来降低IL-1β、IL-6、TNF-α和MCP-1的表达。

综上所述，AS作为NVU的重要组成部分，与神经元、BBB和其他神经胶质细胞密切相关，发挥着至关重要的双刃剑作用。一方面，它通过抗炎、

抗氧化和释放神经营养因子发挥保护作用；另一方面，释放神经毒性物质，破坏BBB，增加大脑皮层梗死面积。

目前，缺血性脑卒中的治疗还存在很多困难，信号分子之间的相互作用有待进一步阐明。虽然多种药物已经显示了靶向AS对卒中后的恢复存在一定的积极作用，但由于背后机制的复杂性和多样性，目前大多数药物还处在实验研究阶段或Ⅰ期、Ⅱ期的临床试验中，并没有做到临床Ⅲ期试验。如何调控AS发挥积极作用、抑制其消极作用将成为日后研究的热点，而以AS为靶点治疗缺血性脑卒中亦很有可能在未来发挥关键作用。

第四节
小胶质细胞在脑缺血后神经血管单元中的作用

小胶质细胞（MG）是脑内常驻的固有免疫细胞，也是中枢神经系统防御损伤的第一道防线，监视并维持着脑内微环境的稳定。脑缺血后，MG细胞活化为神经毒性M_1型和神经保护型M_2型2种不同的表型。一方面，M_1型分泌促炎性细胞因子和毒性介质，加重炎症反应，引起继发性损伤；另一方面，M_2型分泌细胞因子、发挥吞噬作用，促进缺血后神经功能的恢复。

一、小胶质细胞在脑缺血缺氧中的双重作用

（一）损伤作用

脑缺血后，MG迅速由"静息"态转变为激活的"阿米巴样"状态，具体表现为胞体增厚、细胞肥大、突起变短或消失。MG最初被激活时进入M_1型，是经典激活状态。M_1型可释放大量促炎性细胞因子、ROS和蛋白酶等毒性物质，参与炎症反应并诱导兴奋性神经毒性来破坏BBB完整性，加重脑损伤。脑缺血后M_1型可释放TNF-α、IL-1β等大量的炎症因子。研究表明，TNF-α促进内皮细胞坏死，IL-1β可以下调紧密连接蛋白ZO-1表达等。脑缺血后，MG分泌的TNF-α还可以诱导谷氨酸分泌，抑制AS对谷氨酸的再摄取作用，增加细胞外谷氨酸浓度，加重神经元异常兴奋。此外，MG在脑缺血

后可以释放的基质金属蛋白酶（MMP）主要包括MMP-3和MMP-9，两者通过降解细胞外基质蛋白和紧密连接蛋白破坏BBB完整性。

（二）保护作用

脑缺血后，M_2型的MG发挥着重要的神经保护作用。M_2型可以分泌多种神经营养因子，如血清胰岛素样生长因子-1、胶质细胞源性神经营养因子和脑源性神经营养因子，这些营养因子可以促进脑缺血后神经元的再生，并使梗死周围的再生纤维沿着增加的营养梯度向缺血灶的边缘生长，逐渐填充液化灶，参与胶质瘢痕的形成。脑缺血后，激活的MG细胞不仅可以释放IL-10和TGF-β对抗梗死区TNF-α和ROS的产生，减轻中性粒细胞及淋巴细胞的浸润，减轻缺血后炎症反应和氧化应激，也可以通过激活JAK1/STAT3通路促进突触形成，直接发挥神经保护作用。近年来，越来越多的研究表明，MG参与了突触的重塑，这为减轻脑缺血后突触功能障碍，促进神经回路细化发挥着重要作用。还原型烟酰胺腺嘌呤二核苷酸磷酸（NADPH）氧化酶是脑缺血后神经毒性的主要介质之一，在受到NADPH氧化酶介导的炎症刺激后，MG三型补体受体激活并触发突触抑制，这有利于调节缺血损伤后神经回路的功能，表明MG可能在突触重塑中发挥关键作用。

此外，MG可通过CD36和TREM2受体、分泌补体成分C1q及激活MAFB/MSR1和STAT6/Arg1信号通路介导吞噬反应，减轻脑缺血损伤后由于细胞碎片引起的继发性炎症反应，缓解缺血后损伤。当然，MG的吞噬作用也具有双面性，适度的MG吞噬有助于脑缺血后神经功能的恢复，但过度的吞噬也可直接导致脑组织发生迟发性神经元丢失和死亡。

MG作为参与脑缺血损伤的先行兵，在脑缺血缺氧的病理过程中起保护与损害的双重作用，具体与缺血后不同病理阶段细胞环境和功能状态密切相关。MG的活化、迁移、增殖和表型分化对脑缺血缺氧预后有重要的影响。

二、星形胶质细胞和小胶质细胞的对话及作用机制

星形胶质细胞（AS）与小胶质细胞（MG）在中枢神经系统中并不是孤立存在的，激活的AS和MG之间的对话是通过多种分子信号发生的，如三磷酸腺苷（ATP）、细胞因子等，在NVU中实现免疫优化，并构建级联放大免疫网络。

中枢神经系统损伤发生后，AS与MG的反应并不同步。AS的反应较MG相对延迟，这可能与活化后的MG激活AS有关。但在持续的慢性神经炎症反应中，反应性AS持续释放IL-1、IL-6、TNF-α、TGF-β、IFN-γ等细胞因子，这些炎症因子进一步激活MG，加重炎性反应。与此同时，反应性AS释放ATP，作用于MG的嘌呤受体激活后，促使其自身快速向受损区域移动并发挥免疫功能。也有研究表明，MG迅速释放少量ATP，AS反过来通过P2Y1受体增加兴奋性突触后电流的频率来放大这种释放。MG作为上游细胞触发炎性反应，形成反应性AS，后者与连接蛋白通道耦合产生胞体放大反应。此外，AS和其产生的细胞因子可以通过调节MG的数量和功能来调节炎性反应。反过来，AS通过释放趋化因子CCL2/CCL10诱导MG从M_1型向M_2型转化，促使MG快速迁移向受损区域，同时增强了MG的吞噬能力。这些结果表明，AS和MG的对话在放大神经炎症、发挥免疫功能的过程中均扮演重要角色。

（一）协同作用

脑缺血缺氧损伤是高度复杂的病理生理过程，会诱发一系列细胞分子事件。研究发现，AS与MG的对话在脑缺血缺氧后的病理生理过程中，通过结构功能及表型的转化和一系列信号通路发挥协同作用。

1.通过结构功能发挥协同作用 韩宏等通过激光共聚焦显微镜观察到大鼠脑梗死的"半暗区"内，增生、肥大的AS伸出的突起和激活的MG相互交错，关系密切。AS活化后不仅发出突起到MG胞体上，还接受MG的突起，说明AS和MG可以通过结构和功能以协同的方式来适应脑梗死后的病理环境。

2.经旁分泌作用方式发挥协同作用 在脑缺血缺氧损伤的急性期，活化的MG可释放IL-1、IL-2、IL-6、TNF-α等炎性因子，作为最初的触发因子作用于AS上相关受体，激活AS。研究表明，活化的MG通过信号通路的调节，参与AS激活或凋亡，还可以诱导AS释放细胞因子等。相关的体外实验结果显示，MG通过旁分泌的方式释放TNF-α，并诱导周围AS的活化、增生，释放营养因子，发挥神经保护作用。此外，有报道表明，IL-1主要由MG产生，IL-1受体拮抗剂已被证明在脑缺血中具有神经保护作用，在小鼠中缺失激动剂IL-1α和IL-1β的编码基因可减少80%的缺血性脑损伤。而AS在MG缺失的情况下不能完全被激活，对损伤无反应。

3. 通过表型转换发挥协同作用 脑缺血缺氧损伤发生后，MG最先被激活进入 M_1 表型，进入梗死灶周围和梗死核心区，并产生 IL-1 和 TNF-α 等分子信号，激活反应性 AS 进入 A_1 表型。这些炎症信号不仅可以被 MG 激活的自反馈回路放大，还可以被 AS 独特的解剖结构放大。电子显微镜镜下观测到 AS 位于神经元和血管附近，其紧紧包裹着微血管结构，AS 足突与突触前和突触后区域密切接触，形成称为"三部突触"的结构，AS 独特的形态学特征有助于其进行信息处理。随着病程的进一步发展，MG 由 M_1 型转变为 M_2 型，当 AS 与神经元和血管同时通信以维持神经元和 BBB 的功能时，其细微的变化可能被 MG 识别并作出反应，并可能转移到 MG。AS 与 MG 通过以上形式构建级联放大免疫网络，促进神经元存活和生长，促进突触修复，实现免疫优化。

4. 通过 JAK/STAT3、c-Jun、STAT3 和 NF-κB、Keap1/Nrf2 信号通路发挥协同作用 有学者发现，MG 通过 JAK/STAT3 通路作用于邻近细胞，主要激活 AS 的 c-Jun、转录激活因子 3（STAT3）和核因子-κB（NF-κB）通路，促进 AS 增殖，从而参与周围多种细胞功能改变及中枢神经组织损伤后的重塑。还有研究显示，激活的 MG 释放 NO，通过氧化还原敏感蛋白（Keap1）/核因子-E2 相关因子（Nrf2）通路，激活 AS 的磷酸戊糖途径，产生谷胱甘肽过氧化物酶，降低氧化应激反应，发挥神经保护作用。

（二）拮抗作用

中枢神经系统受到缺血缺氧刺激后，MG 激活早于 AS，并促进 AS 活化，同时活化的 AS 反过来作用于 MG，也可促进远隔部位的 MG 活化，或抑制 MG 过度激活，避免持续的炎性反应导致疾病进行性加重，形成恶性循环，造成更多的神经元死亡。

1. 经血红素加氧酶-1 发挥拮抗作用 有研究表明，用 AS 条件培养液处理 MG，通过诱导核因子和转录因子核转位，可增加 MG 的血红素加氧酶-1（HO-1）的表达水平及活性，抑制活性氧（ROS）的产生，最终降低诱生型一氧化氮合酶（iNOS）的表达，减少 NO 的释放，即 AS 可调节 MG 表达 HO-1 的活性和产生 ROS 的量，从而抑制 MG 介导的过度炎性反应。

2. 经 IL-10 发挥拮抗作用 有研究显示，激活的 MG 释放抗炎性细胞因子 IL-10，作用于 AS 上的 IL-10 受体，使活跃的 AS 释放 TGF-β，后者反过来减弱 MG 的激活，抑制 MG 中促炎性细胞因子和 NO 的产生，从而抑制神经炎性反应，促进神经元的再生与修复。

3. 经转录因子Nrf2发挥拮抗作用　体外研究证实，MG通过旁分泌方式释放TNF-α，诱导周围AS的增生，且AS培养基能够显著降低MG对氧化应激的反应，其机制可能是AS活化了MG的转录因子Nrf2，促进抗氧化应激基因的表达，从而降低了氧自由基的产生。这个调节途径作为一个负反馈调节方式，抑制MG产生过多的氧自由基，从而减轻了对神经元的非特异性损伤。

4. 通过TLR4/NF-κB/STAT3信号通路发挥拮抗作用　Toll样受体4（TLR4）是一种细胞膜表面受体，能诱发机体产生炎症免疫反应。TLR4在MG、AS和神经元等细胞中广泛表达，在参与AS-MG对话中发挥关键作用。NF-κB作为TLR4重要的下游信号核转录因子之一，可增强IL-2、IL-1β、TNF-α等基因的转录，使其表达增多，从而刺激炎性信号进一步级联放大。有研究显示，激活的AS可通过TLR4/NF-κB/STAT3信号通路，释放生长相关蛋白43，抑制MG激活，进而抑制MG介导神经毒性，发挥神经保护作用。

综上所述，MG和AS在神经炎症反应中都具有双重调节作用，导致两者之间的对话机制比较复杂，MG与AS通过多维度进行对话，涵盖了结构功能、旁分泌方式、AS与MG之间表型转换、信号通路、转录因子等方式。

三、药物干预对星形胶质细胞和小胶质细胞对话的作用

越来越多的研究表明，一些药物有效成分对AS和MG的对话过程有积极的作用，不仅可以加强AS和MG之间的相互作用，还能降低炎症反应中促炎性细胞因子的表达水平，降低神经毒性，发挥抗炎作用和神经保护作用。

在缺血性脑卒中后，利用AS与MG间沟通对话能力降低神经炎性方面，灯盏花素通过抑制MG过度激活介导的炎性反应，调节了AS的活化增殖水平，促进其对中枢神经系统的修复功能。与之类似的，米诺环素在缺血性脑卒中后早期阶段特异性激活AS的活化表达，在影响神经可塑性的同时，降低了MG的激活，减轻后续的促炎性极化。又有研究通过影响神经胶质细胞代谢途径进而对AS与MG的炎性对话产生影响，ω-3不饱和脂肪酸通过静脉给药的途径，降低了HIF-1α、NO和IL-1β等炎性因子的水平含量，这对于AS与MG之间的炎性串扰具有关键影响，有力地阻止了缺血性脑卒中后中枢神经系统炎症的进一步发展。作为可食用不饱和脂肪酸的一种，棉籽油通过抑制MG和AS的炎症激活减轻缺血性脑卒中损伤。具体而言，棉籽油治疗显著降低MG和AS的活化，抑制TLR4和NF-κB蛋白表达，通过影响炎性相关

信号通路的方式，减少IL-1β、IL-6和TNF-α的释放。

近年来，随着中医药事业的兴起，传统中医中药的现代化研究进一步深入，众多中药也可以通过干预AS和MG间的交互对话影响缺血性脑卒中的发展与转归。天麻在治疗神经系统疾病方面历史悠久，最新基础研究表明，其有效成分天麻素能经抑制脂多糖刺激后MG中的NF-κB信号通路和丝裂原活化蛋白激酶持续磷酸化，显著降低促炎细胞因子和神经毒性促炎介质的表达水平，从而减弱AS的活化，起到抗炎作用。亦有通过小鼠MCAO模型注射天麻素发现，Akt磷酸化和Nrf2表达增多，TNF-α和IL-1β等促炎性细胞因子的释放降低，对于AS和MG间的炎症串扰具有缓解作用，有效起到缺血性脑卒中治疗过程中所需的抗炎抗氧化作用。无独有偶，茴香醇作为茴香的主要药用成分，也能通过抑制NF-κB信号通路的方式，影响MG极化方向，降低促炎性极化的可能，对AS的抗炎性极化有积极作用。丹皮酚则可以通过影响AS，介导与MG间的炎性对话，抑制缺血区MG的活化，改善脑缺血再灌注后72小时缺血核心区和周边区的神经元损伤，还可以修复再灌注后28天缺血周边区的神经元损伤。

总之，MG和AS的激活和相互作用在脑缺血缺氧后的不同阶段起着至关重要的作用。激活的MG与反应性AS在神经炎症反应中可能通过对话实现免疫"最优化"。二者既协同又拮抗，协同作用通过结构功能适应病理环境，通过旁分泌、表型转换及JAK/STAT3等信号通路积极发挥免疫作用，构建免疫网络；拮抗作用通过相关转录因子等相关活性物质及TLR4/NF-κB/STAT3信号通路，抑制炎症反应持续加重。MG与AS的对话将为未来缺血性脑血管疾病的治疗策略提供新的方向，但如何调节两者之间的平衡关系以达到较好的治疗效果仍值得进一步探究。

参考文献

[1] 张业昊，姚明江，刘建勋. 缺血性脑血管病的现代研究进展[J]. 中国药理学通报，2019，35（9）：1185-1188.

[2] MOZAFFARIAN D, BENJAMIN E J, GO A S, et al. Executive summary: Heart disease and stroke statistics--2016 update: a report from the American Heart Association[J]. Circulation, 2016, 133(4): 447-454.

[3] IADECOLA C. The neurovascular unit coming of age: a journey through neurovascular coupling in health and disease [J]. Neuron, 2017, 96 (1): 17-42.

[4] MAKI T, HAYAKAWA K, PHAM L D, et al. Biphasic mechanisms of neurovascular unit injury and protection in CNS diseases [J]. CNS Neurol Disord-Dr, 2013, 12 (3): 302-315.

[5] WANG L Y, XIONG X X, ZHANG L Y, et al. Neurovascular unit: a critical role in ischemic stroke [J]. CNS Neurosci Ther, 2021, 27 (1): 7-16.

[6] ZHAO Y, YANG J H, LI C, et al. Role of the neurovascular unit in the process of cerebral ischemic injury [J]. Pharmacol Res, 2020, 160: 105103.

[7] 刘超, 李明昌, 陈谦学. 血脑屏障结构与功能及其在缺血性脑血管病中的研究进展 [J]. 国际神经病学神经外科学杂志, 2016, 43 (6): 564-568.

[8] 李韵歌, 刘振权, 李月, 等. 缺血性脑卒中神经血管单元的研究进展 [J]. 中华老年心脑血管病杂志, 2019, 21 (2): 217-220.

[9] CAI W, ZHANG K, LI P Y, et al. Dysfunction of the neurovascular unit in ischemic stroke and neurodegenerative diseases: An aging effect [J]. Ageing Res Rev, 2017, 34: 77-87.

[10] LINGAM I, ROBERTSON N J. Magnesium as a neuroprotective agent: a review of its use in the fetus, term infant with neonatal encephalopathy, and the adult stroke patient [J]. Dev Neurosci, 2018, 40 (1): 1-12.

[11] BALLABH P, BRAUN A, NEDERGAARD M. The blood-brain barrier: an overview.structure, regulation, and clinical implications [J]. Neurobiol Dis, 2004, 16 (1): 1-13.

[12] LIU Y Y, HUANG Y D, XU Y Y, et al. Memantine protects against ischemia/reperfusion-induced brain endothelial permeability [J].IUBMB Life, 2018, 70 (4): 336-343.

[13] SHI Y J, ZHANG L L, PU H J, et al. Rapid endothelial cytoskeletal reorganization enables early blood-brain barrier disruption and long-term ischaemic reperfusion brain injury [J]. Nat Commun, 2016, 7: 10523.

[14] GANDIN C, WIDMANN C, LAZDUNSKI M, et al. MLC901 favors

angiogenesis and associated recovery after ischemic stroke in mice[J]. Cerebrovasc Dis, 2016, 42(1/2): 139-154.

[15] UNDERLY R G, LEVY M, HARTMANN D A, et al. Pericytes as inducers of rapid, matrix metalloproteinase-9-dependent capillary damage during ischemia[J]. J Neurosci, 2017, 37(1): 129-140.

[16] MAYO J N, BEARDEN S E. Driving the Hypoxia-inducible pathway in human pericytes promotes vascular density in an exosome-dependent manner[J]. Microcirculation, 2015, 22(8): 711-723.

[17] 杜瑶, 李欣, 冉利, 等. AS在缺血性脑血管疾病中的双重作用[J]. 中风与神经疾病杂志, 2018, 35(9): 841-844.

[18] 玛娜璐璐, 孙逸坤, 高永红, 等. 血脑屏障与脑血管疾病的相关研究[J]. 现代生物医学进展, 2015, 15(28): 5571-5575.

[19] 韩光远, 宋丽娟, 丁智斌, 等. 星形胶质细胞在脑缺血诱导的炎症反应中的作用及其机制[J]. 中国免疫学杂志, 2022, 38(1): 118-123.

[20] 韩光远, 刘可心, 魏汝恒, 等. 羟基红花黄色素A对糖氧剥夺/复糖复氧后星形胶质细胞保护作用及其机制研究[J]. 中国免疫学杂志, 2022, 38(3): 275-281.

第四章

炎性反应等机制在缺血性脑血管病中的作用

大脑对缺血性损伤的炎性反应的特征是以小胶质细胞为主的常驻细胞的快速活化，随后循环中的炎性细胞浸润，包括粒细胞（中性粒细胞）、T细胞、单核细胞/巨噬细胞和缺血性脑区的其他细胞。如动物模型和缺血性脑卒中患者，急性期（数分钟至数小时），活性氧（ROS）和促炎介质（细胞因子和趋化因子）从损伤组织中迅速释放。这些介质诱导黏附分子在脑血管内皮细胞和白细胞上的表达，从而促进循环白细胞的黏附和跨内皮迁移。在亚急性期（数小时至数天），浸润的白细胞释放细胞因子和趋化因子，特别是ROS的过度产生和MMP的诱导/激活（主要是MMP-9），通过引起更广泛的常驻细胞活化和白细胞浸润，进一步放大脑炎性反应，最终导致血脑屏障破坏，产生继发性的脑水肿、神经元死亡和出血转化。

第一节
炎性反应及相关信号通路

脑缺血后，伴随着全脑微血管内皮细胞的激活及血脑屏障的渗漏，各种炎症介质沿脑脊液或细胞间液进行扩散。同时，在梗死灶及周边组织开始出现激活的胶质细胞，并伴有多种外周免疫细胞的浸润，逐渐形成全脑炎性环境。

一、缺血性脑卒中诱发的炎性反应机制

缺血性脑卒中常始发于脑部血管的突然阻塞，血流的停止或不足导致血管壁剪切应力改变，加上氧供不足和ROS的产生，共同刺激内皮细胞及血液循环中的白细胞，并激活血小板和凝血级联反应，快速启动凝血系统引起微血管阻塞。同时，持续缺氧可引起一氧化氮生成的增加及生物利用度的降低，进一步诱导血小板黏附、聚集和血管收缩，逐渐形成了缺血-阻塞-缺血的恶性循环。激活的血管内皮细胞开始合成和分泌内皮素1、前列腺素

及多种细胞因子等物质，进而高表达E-选择素、P-选择素和细胞间黏附分子-1（ICAM-1），激活的白细胞表达高活性整联蛋白，二者共同介导中性粒细胞和单核细胞等，与内皮黏附、驱动并向梗死部位迁移。另一方面，激活的白细胞亦开始产生ROS、蛋白水解酶、白三烯类、炎症细胞因子和血小板激活因子等物质，进一步加剧血管收缩和血小板聚集，加上内皮细胞间紧密连接的严重受损共同诱导血脑屏障通透性增加，该过程进一步恶化的结果是内皮细胞从基底膜脱落，水和血清自由无阻地进入大脑，最终可能导致出血转化。以上血流、血管及血管周围间隙的一系列变化最终会影响到脑实质，局部脑细胞逐渐出现ATP供给不足、线粒体功能紊乱、能量衰竭、离子稳态失衡、氧化/硝基化应激、酸中毒、兴奋性毒性物质释放和炎性反应启动等，并最终导致神经元死亡或受损而形成局灶缺血核心和周围缺血半暗区。

在此过程中，死亡和/或受损的神经元开始释放损伤相关模式分子，伴随着免疫细胞表面模式识别受体的激活及IL-1β和TNF-α等促炎性细胞因子的产生，脑缺血局部的早期炎性微环境形成。中枢神经系统的这种内稳态失衡使脑内的固有免疫细胞，特别是小胶质细胞首先被激活，并分泌大量炎性介质。与缺血区炎性反应的加剧相伴随的是，血脑屏障的破坏及多种DAMPs的释放，共同诱导外周免疫细胞向病灶及周边募集浸润，并广泛地参与到缺血性脑卒中的炎性反应及免疫异常的进程中。

二、与小胶质细胞活化相关的信号通路

小胶质细胞活化是神经炎症的主要特征。神经炎症可由多种病原体引起，如脂多糖、β-淀粉样蛋白、细菌、病毒等，这些致病性病原体活化小胶质细胞并激活MAPK、JAK/STAT、NF-κB、Notch、TLR、PPAR等信号通路，释放炎性因子。以小胶质细胞活化为靶标研究相关信号通路，对于神经炎症性疾病的治疗及研发抗炎新药有很大帮助。

（一）MAPK信号通路

丝裂原活化蛋白激酶（mitogen-activated protein kinase，MAPK）属于高度保守的丝氨酸/苏氨酸蛋白激酶家族，由胞外信号调节激酶（ERK）、c-Jun氨基端激酶/应激活化蛋白激酶、p38MAPK组成。MAPK是真核细胞

中高度保守的信号转导通路,信号从细胞膜转导至细胞核,从而发挥作用。MAPK信号由经典的3级级联酶促反应激活,上游蛋白与特定的受体结合后,MAPK激酶的激酶(mitogen-activated protein kinas kinas kinase,MAPKKK)和MAPK激酶(mitogen-activated protein kinase kinase,MAPKK)依次激活,导致MAPK激活,从而在细胞增殖、分化、应激反应、凋亡等细胞生物学过程中发挥重要作用。MAPK家族的信号通路主要包括细胞外信号调控的蛋白激酶(ERK)、c-Jun N端激酶(JNK)、p38MAPK等途径。

1. ERK通路 ERK是传递丝裂原信号的信号转导蛋白,由ERK1/2、ERK3/4、ERK5、ERK7及ERK8组成。Ras-Raf-MEK-ERK1/2信号转导通路最为经典。ERK通常存在于细胞质中,与血小板衍生生长因子、表皮生长因子受体作用后,Ras构象发生变化,Ras蛋白释放出自身的鸟苷二磷酸并结合鸟苷三磷酸,导致Raf激活。激活的Raf磷酸化并激活MEK1/2,MEK1/2的激活可直接导致ERK1/2磷酸化并使蛋白激酶底物及c-Jun、转录激活因子2等转录因子发生磷酸化,从而参与调控细胞的生长、增殖与分化。小胶质细胞的活化与ERK通路密切相关。BV-2小胶质细胞被脂多糖激活后,一氧化氮释放增多,IL-1β、IL-2、IL-6、TNF-α及M_1表型标志物诱生型一氧化氮合酶(iNOS)的表达增多,IL-4、IL-10、TGF-β、精氨酸酶1及M_2表型标志物CD206表达降低。用凝血酶处理大鼠原代小胶质细胞后,小胶质细胞被激活,iNOS表达升高并引起ERK磷酸化。用ERK抑制剂SCH772984处理脂多糖活化的BV-2小胶质细胞后,一氧化氮的释放受到抑制,磷酸化的ERK减少。用ERK激动剂LM22B-10处理脂多糖活化的BV-2小胶质细胞后,一氧化氮释放增多,TNF-α、iNOS表达增加,IL-10、CD206表达降低,磷酸化的ERK1/2增加。

2. JNK通路 JNK又称应激活化蛋白激酶,主要由JNK1、JNK2、JNK3组成,其中JNK1和JNK2基因表达广泛,而JNK3基因主要在脑、睾丸和心肌中表达。JNK主要存在于细胞质,也有少量分布于细胞核。JNK的激活是由细胞内的上游激酶通过级联反应激活下游激酶。在炎症因子或环境应激刺激下,MEKK1、凋亡信号调节激酶1、混合谱系酶3等可激活MKK4和MKK7,进而使JNK磷酸化。活化的JNK可磷酸化转录因子c-Jun、转录激活因子ETS样蛋白2和转录激活因子2,增加转录因子的转录活性。磷酸化的c-Jun与位于基因启动子的激活蛋白-1位点结合,使激活蛋白-1进一步激活其下游的转录因子p53、转录激活因子2、热休克转录因子1、C-MYC

基因、活化T细胞核因子及线粒体中的细胞凋亡调节因子等，从而发挥生物学效应。小胶质细胞活化与JNK信号通路有关。小鼠原代小胶质细胞被脂多糖活化后，TNF-α、IL-1β、IL-6、IL-12表达升高并促进小胶质细胞向M_1表型极化，精氨酸酶1和IL-10表达降低并抑制其向M_2表型极化，促进JNK磷酸化。BV-2小胶质细胞被脂多糖活化后，NO释放增多，iNOS、环加氧酶2、IL-6、IL-1β及TNF-α表达升高。用JNK特异性抑制剂SP600125处理活化的BV-2小胶质细胞后，NO释放、IL-6表达及JNK磷酸化均受到抑制。

3. p38MAPK通路 p38MAPK属于应激活化的蛋白激酶，由p38α、p38β、p38γ和p38δ四种亚型组成，其中p38β主要在脑中表达。p38MAPK的激活依赖于典型的3级酶促级联反应，在热休克、氧化应激、脂多糖、渗透压、炎症因子、细胞因子及紫外线等刺激下，作为MAPKKK级联蛋白激酶的MEKK1~4、凋亡信号调节激酶1/2、混合谱系酶2/3激活MKK3、MKK4及MKK6，MKK4可抑制p38MAPK信号通路，而MKK3和MKK6在p38MAPK通路中起促进作用，可进一步激活p38MAPK。激活的p38MAPK可活化蛋白激酶、胞核蛋白、胞质蛋白、转录因子等，参与细胞的分化、凋亡、衰老、炎症反应及细胞因子的产生。小胶质细胞的活化与p38MAPK信号通路密切相关。BV-2小胶质细胞被脂多糖激活后，TNF-α、IL-6及M_1表型标志物CD54表达增高，而IL-10、M_2表型标志物CD206和CD209表达降低，磷酸化的p38MAPK蛋白表达增加。

（二）JAK/STAT通路

JAK/STAT信号通路是一条由细胞因子刺激的信号转导通路，由接收信号的受体酪氨酸激酶、转导信号的JAK和产生效应的STAT组成。JAK为非受体型酪氨酸蛋白激酶，由JAK1、JAK2、JAK3和酪氨酸激酶2组成，其中JAK1、JAK2和酪氨酸激酶2表达广泛，而JAK3主要在淋巴细胞、骨髓表达。STAT由STAT1、STAT2、STAT3、STAT4、STAT5a、STAT5b和STAT6组成，分布广泛，其中STAT1和STAT3是免疫应答的重要转录因子，在脂多糖、γ干扰素引发的炎症信号转导中发挥重要作用。在JAK/STAT信号通路中，STAT被JAK磷酸化、二聚化，最后以同源或异源二聚体的形式通过核膜转运至细胞核，从而调节下游相关基因的表达，参与细胞的增殖、分化、凋亡和免疫调节等过程，同时也为细胞外因子调控基因表达提供条件。小胶质细胞的活化与JAK/STAT信号通路密切相关。BV-2小胶质细胞被γ干扰素激活后，NO、活性氧类、TNF-α及iNOS基因表达升高，并促进上游信号分子JAK1、STAT1和STAT3入核。小胶质细胞被脂多糖激活后，TNF-α、γ干扰素、IL-6等炎症因子释放增加，IL-10等抑炎因子释放减少，使小胶质细胞向促炎的M_1表型分化，JAK1和JAK3磷酸化及STAT1和STAT3磷酸化增加。

（三）NF-κB通路

NF-κB由RelA（p65）、RelB、c-Rel、NF-κB1（p50）和NF-κB2（p52）五个成员组成。细菌、细胞因子和压力刺激可调节这五个成员形成同源或异源二聚体。p65/p50是最常见的异源二聚体，也是NF-κB活性表达的主要形式。通常情况下，NF-κB抑制蛋白将相互作用的NF-κB二聚体复合物阻隔在细胞质中，使NF-κB维持在非活性状态，阻断NF-κB移位至细胞核、结合DNA及调节基因表达的能力。NF-κB的激活有两条途径：一是经典途径，涉及NF-κB抑制蛋白α抑制剂的降解；二是NF-κB诱导激酶，调节适应性免疫系统。小胶质细胞的活化与NF-κB通路密切相关。在小鼠体内注射脂多糖后，活化的小胶质细胞释放的NO、TNF-α、前列腺素E_2、IL-1β、iNOS、环加氧酶2等促炎性细胞因子增加，IL-4、IL-10等抗炎因子减少，NF-κB通路激活。BV-2小胶质细胞在体外被脂多糖激活后，IL-6、活性氧类等炎症因子释放增加，磷酸化的NF-κB、NF-κB抑制蛋白α水平升高，促进p65核转位。使用NF-κB抑制剂JSH-23后，IL-6等炎症因子释放减少、磷酸化的NF-κB、NF-κB抑制蛋白α表达降低，提示小胶质细胞的激活与NF-κB通路有关。抑制NF-κB通路可抑制神经毒素分泌、炎症因子释放及小胶质细胞的激活，减轻神经炎症反应。

（四）Notch通路

Notch通路在多种生物中高度保守，参与几乎所有器官系统的发育，并在发育后调节组织内稳态。Notch信号通路包括Notch配体（Delta样配体1、3、4，Serrate样配体Jagged1、Jagged2）、Notch受体（Notch1、Notch2、Notch3、Notch4）、Notch DNA结合蛋白、免疫球蛋白κJ区重组信号结合蛋白和效应分子（Hes、Hcy、Herp）。在Notch通路中，细胞表面的Notch受体与配体结合后激活，诱导蛋白水解酶裂解，Notch胞内段释放到细胞核中，与转录抑制因子RBP-Jκ结合，激活靶基因的转录，调节细胞的增殖、分化和凋亡。小胶质细胞的活化与Notch信号通路有关。BV-2小胶质细胞被脂多糖激活后，IL-1β、TNF-α及M_1表型标志物iNOS的表达升高，IL-10表达降低，Notch-1、Hes-1蛋白表达升高，Hes-5蛋白表达降低，Notch通路激活，炎症反应发生。在缺血再灌注大鼠模型中，活化的小胶质细胞iNOS的表达升高、活性氧类增多，Notch-1、Notch胞内段、免疫球蛋白κJ区重组信号结合蛋白、Hes-1的水平增高。BV-2小胶质细胞被脂多糖和Jagged1/Fc激活后，TNF-α和IL-12的表达及Notch-1和Hes-1蛋白水平显著升高，Notch信号通路被激活。

（五）TLR通路

TLR是模式识别受体家族的重要组成部分，存在于巨噬细胞、树突状细胞等免疫细胞中，也存在于内皮细胞等非免疫细胞中，介导固有免疫，同时也与适应性免疫有关。在哺乳动物体内共有13种TLR（TLR1～13），能识别来自病毒、细菌和寄生虫的高度保守的病原体相关分子模式，感知内源性损伤相关分子模式位点，这种模式对相应病原体的生存至关重要。TLR的信号转导通路分为依赖髓样分化因子88的信号转导通路和不依赖髓样分化因子88的信号转导通路。除TLR3外，其余TLR的转导均依赖髓样分化因子88，TLR募集衔接蛋白（髓样分化因子88、包含Toll/IL-1受体结构域的干扰素诱导连接蛋白、包含Toll/IL-1受体的接头蛋白和运输关联膜蛋白）后被激活，激活的TLR可磷酸化下游的IL-1受体相关激酶-4、IL-1受体相关激酶-1、肿瘤坏死因子受体相关因子6、转化生长因子激酶，活化的转化生长因子激酶1进一步激活MAPK和NF-κB通路，并参与调节细胞内激酶和诱导炎症因子表达。TLR作为抵御病原体入侵的第一道防线，在炎症、免疫细胞调控、细胞存活和增殖方面起着关键作用。小胶质细胞的活化与TLR4信号通路有关。BV-2小胶质细胞被高糖激活后TNF-α和IL-1β的表达增加，TLR4信号通路激活。TLR4抑制剂CLI-095作用于小胶质细胞后，激活的小胶质细胞及TLR4信号通路被抑制。当BV-2小胶质细胞被脂多糖激活后，一氧化氮、活性氧类、TNF-α、IL-6、环加氧酶2信使RNA及小胶质细胞标志物CD11的表达增加，肿瘤坏死因子受体相关因子6及磷酸化的转化生长因子激酶1、TLR4表达增加，而IL-1受体相关激酶-4、IL-1受体相关激酶-1表达降低，TLR4信号通路被激活，炎症反应发生。

小胶质细胞的激活与MAPK、JAK/STAT、NF-κB、Notch及TLR信号通路关系密切，相关信号通路在炎症反应中也发挥关键作用。然而，不同的信号通路之间也存在联系，可相互调控，如TLR信号通路的表面受体受到刺激后会向下传递信号，激活MAPK及NF-κB信号通路，引起炎症反应。

三、与星形胶质细胞活化相关的信号通路

星形胶质细胞（AS）是中枢神经系统中分布最广、数量最多的细胞，是神经元细胞数的5倍，占脑内胶质细胞数的50%，是构成神经血管单元的重要细胞，在生理及病理状态下对神经元保护和大脑结构与功能的维持均发挥重要调节作用。脑缺血早期，AS被激活，通过摄取兴奋性氨基酸、释放抗炎因子、清除氧自由基等作用维持细胞内环境稳态，从而保护神经元。AS可通过多种途径影响受损脑组织。但缺血严重时，AS不仅无法保护神经元，还会释放促炎性细胞因子，加重脑缺血性损伤程度，促进缺血性炎症反应。目前，AS在脑缺血炎症反应中的作用机制相对复杂且尚未明确，其活化主要与以下通路相关。

（一）p38MAPK信号通路

丝裂原活化蛋白激酶（MAPK）信号通路，尤其是p38MAPK途径是调节炎症反应最主要的信号通路之一。p38MAPK在各种细胞外刺激如缺血、细胞因子、渗透压变化等作用下被激活，继而激活NF-κB、STAT等多种转录因子，从而调节IL-6、TNF-α等炎症细胞因子基因表达，促进炎症反应。相反，抑制p38MAPK信号通路可抑制炎症反应，提示该通路在中枢神经系统炎症病变中可能发挥重要作用。最新研究表明，p38MAPK激活是导致AS损伤，进而形成胶质瘢痕的主要原因。糖氧剥夺6小时，AS发生肿胀变形，细胞活力下降，乳酸脱氢酶漏出率显著增高，p38MAPK表达明显上调，而细胞p38MAPK抑制剂SB203580可明显抑制糖氧剥夺所致的AS肿胀、活力下降和乳酸脱氢酶漏出率提高，证明p38MAPK通路可能是导致AS损伤的重要机制之一。

（二）TLR4/NF-κB信号通路

Toll样受体（TLR）是参与非特异性免疫的一类重要蛋白分子家族，是

连接特异性免疫和非特异性免疫的桥梁，在免疫应答和炎症反应中起重要作用。TLR4是最早被发现的Toll样蛋白，在脑组织中主要表达于AS、神经元及MG，脑缺血后首先被激活，是检测心脑血管风险的标志物之一。NF-κB作为TLR4重要的下游信号核转录因子之一，在细胞内受多种物质如IL-2、IL-1β、TNF-α等作用后活化，反过来增强这些细胞因子基因转录，使其表达增多，从而刺激炎症信号级联放大。

（三）Notch-1信号通路

Notch信号通路是邻近细胞间经彼此联系而调控细胞发育的重要通路。研究发现，Notch-1信号通路在缺氧后AS中被激活，一方面可调节AS增殖和激活，参与脑组织缺血炎症反应；另一方面可直接参与AS增殖，加重缺血半暗带的炎症细胞浸润，加重脑缺血诱导的炎症反应。

（四）HIF-1α信号通路

多种转录因子具有氧依赖性，并在缺氧过程中激活转录因子基因表达，缺氧诱导因子-1（HIF-1）是其中最主要的一种，可激活一系列炎症因子导致炎症损伤。HIF-1由α和β2个亚基构成，其中HIF-1α是唯一的氧调节元件，直接决定HIF-1活性。与多种具有氧依赖性的转录因子一样，缺氧后HIF-1α在胞质积聚并进入胞核与缺氧反应元件结合，激活下游分子，其中VEGF是其激活后的主要下游分子。VEGF转录表达后，可作用于血管内皮细胞的特异性有丝分裂原，进而促进血管发生和增加血管通透性。研究表明，糖氧剥夺可诱发AS核内HIF-1α生成和迅速累积。麦冬皂苷D可通过调控HIF-1α-VEGF信号通路，经旁分泌和自分泌形式促进缺氧损伤下AS存活和增生。目前研究表明，在缺血和缺氧不同时间点，HIF-1α对神经细胞具有保护和诱导凋亡双重调节作用。

（五）STAT3信号通路

信号转导及转录激活蛋白3（STAT3）是JAK-STAT家族成员，是经由多肽激活的下游主要信号通路，其作用主要体现在细胞信号交流和基因转录等方面。研究表明，STAT3可调控下游基因HIF-1α信号传递。AS标志物GFAP是STAT3的调节靶标，STAT3是AS增生的关键调节因子之一。红景天苷可显著改善脑缺血再灌注大鼠神经功能损伤，降低脑组织内神经细胞凋亡，该作用可能通过调控JAK2/STAT3信号通路活性实现。

脑缺血后AS被激活，一方面，通过释放抗炎因子及AS胶质化对脑组织起保护作用；另一方面，通过释放促炎介质损伤脑组织，其具体作用机制与p38MAPK信号通路、TLR4/NF-κB信号通路、Notch-1信号通路、HIF-1α信号通路和STAT3信号通路等密切相关。

第二节
氧化应激及相关信号通路

研究表明，急性缺血性脑卒中发生后，快速增加的活性氧会迅速压倒抗氧化防御，进而引发一系列病理生理事件，包括炎性反应、血脑屏障破坏、细胞凋亡和自噬等。另外，高水平的活性氧不仅会产生许多直接损害，如脂质过氧化、蛋白质和DNA氧化，还会通过多种细胞信号转导作用导致炎症和细胞死亡途径的启动，最终导致神经细胞死亡。因此，深入了解缺血性脑卒中氧化应激的病理机制及相关的病理事件，对于抑制氧化应激、靶向治疗缺血性脑卒中是至关重要的。

缺血性脑卒中的病理生理是一个复杂的过程，脑卒中患者自由基及活性氧增加，同时抗氧化酶失活与保护性抗氧化剂活性水平下降，导致自然防御机制无法保护神经元。在脑缺血性损伤时，病灶区血流量减少，氧分压降低，二氧化碳分压增高，导致组织酸中毒、生物能量不足，就会发生氧化应激，进一步损伤脑部微血管及血脑屏障、激活神经胶质细胞等。在脑缺血时，机体氧化系统和抗氧化系统之间的平衡遭到破坏，大脑和免疫细胞产生活性氧，刺激内皮细胞引起氧化应激。同时，在缺血缺氧的几分钟内，一系列复杂的分子级联事件接踵而至，如神经元去极化、Ca^{2+}内流增加、三磷酸腺苷消耗和兴奋性神经递质谷氨酸释放，这些分子事件导致烟酰胺腺嘌呤二核苷酸磷酸氧化酶信号激活和线粒体功能障碍，进一步加剧氧化应激。此时，活性氧活性的增强不仅导致原发性血管损伤，还介导了诸多缺血性脑卒中的重要病理过程。

一、氧化应激引起的系列反应

（一）氧化应激损伤血脑屏障

血脑屏障为中枢神经系统与神经实质的循环血液与细胞外液间提供了保护性选择屏障。在发生缺血性脑卒中时，大脑和周围的固有免疫细胞被招募到损伤部位，随后特异性免疫系统的细胞也参与进来。各种危险信号及促炎细胞因子和趋化因子驱动初始反应，紧密连接蛋白遭到破坏，内皮细胞被激活，血脑屏障的紧密连接和完整性受到损害。同时，由于脑缺血时活性氧和活性氮产生过量，使内皮细胞通透性增加。脑缺血时超氧化物水平增加，进一步导致过氧化氢产生增加。过氧化氢会诱导闭合蛋白和ZO-1易位再分布，使细胞旁间隙增大，最终引起血脑屏障通透性增加。此外，由于中性粒细胞、星形胶质细胞、内皮细胞等的活化，基质金属蛋白酶的释放增加，降解基底板中的胶原蛋白和层粘连蛋白，进一步破坏血管壁的完整性，这也是血脑屏障通透性增加的重要原因之一。研究发现，对于缺血性脑卒中患者，采用组织型纤溶酶原激活物溶栓可能会导致基质金属蛋白酶-9水平增加，促进缺血性脑卒中后的出血性转化。

事实上，血脑屏障的破坏是炎性反应、细胞坏死、氧化应激、组织降解酶产生等多种病理过程共同作用的结果。血脑屏障的破坏为免疫细胞溶质与水一起进入脑实质创造了条件，从而导致间质炎性微环境和脑水肿，进一步损害了神经组织。

（二）氧化应激诱导炎性反应

研究发现，缺血性脑卒中会导致缺血区域的能量损失和细胞凋亡，继而激活小胶质细胞和星形细胞，进一步导致中性粒细胞和巨噬细胞向病灶区的黏附、聚集。缺血损伤后4~6小时，细胞因子和趋化因子水平即开始增高，促进细胞间黏附分子的表达，黏附分子水平会不断地增高，在缺血后6~12小时达到高峰。有研究发现，急性缺血性脑卒中患者的可溶性细胞间黏附分子-1水平高于非心血管疾病患者，且急性缺血性脑卒中死亡患者的可溶性细胞间黏附分子-1水平明显高于急性缺血性脑卒中存活者。临床研究也证实，可溶性细胞间黏附分子-1水平增加与患者同时存在脑微出血和缺血性脑卒中后出血性转化风险的增加有关。

在脑缺血初期，一氧化氮合酶产生的一氧化氮能促进血管舒张、减少血小板聚集和白细胞黏附，对脑组织发挥有益的作用。然而，随着疾病发展，脑缺血后期一氧化氮与超氧化物相互作用，会形成具有强氧化性的活性氮，造成DNA的断裂和脂质过氧化，使氧化应激加剧。活性氧和抗氧化酶之间的氧化还原平衡遭到破坏后，机体会启动级联链式反应，导致更多的活性氧积累。此外，一氧化氮还可抑制三磷酸腺苷酶的活性，并刺激促炎酶如环氧合酶-2等，进而损伤细胞。炎性细胞也可以产生活性氧和活性氮，而活性氧和活性氮的增加又进一步激活炎性细胞，进而形成恶性循环。研究表明，活性氧和活性氮主要通过激活核转录因子来介导小胶质细胞、中性粒细胞和巨噬细胞的激活，进而释放炎性因子。同时，缺血性脑卒中时，激活的星形胶质细胞也参与了小胶质细胞的激活。激活的小胶质细胞具有释放促炎细胞因子如TNF-α、IL-1β和IL-6的能力，并可促进其他潜在的细胞毒性分子如一氧化氮、活性氧和前列腺素等的释放。

（三）氧化应激加速细胞凋亡

研究表明，部分凋亡信号通路会受到细胞氧化还原状态的调节，特异性的活性氧如H_2O_2或超氧化物是介导细胞凋亡的关键物质。缺血性脑卒中可触发两种凋亡通路：内源性通路，来源于线粒体，释放细胞色素C和胱天蛋白酶（caspase）-3的相关活性分子；外源性通路，来源于细胞表面死亡受体的激活和参与，刺激caspase-8产生凋亡信号。动物实验表明，缺血后大鼠脑内Fas、Fas配体和肿瘤坏死因子相关的凋亡诱导配体表达上调，这种上调在脑缺血后12小时内被观察到，并在24~48小时达到高峰，这与神经元细胞凋亡的时间进程相吻合。这表明死亡受体在脑缺血后细胞凋亡中扮演着重要角色。

caspase是参与凋亡信号转导的关键分子，所有通路都汇聚于caspase-3。缺血性脑卒中或再灌注损伤时，过量的活性氧直接损伤线粒体，导致神经元细胞质细胞色素C释放增加，进而诱发细胞凋亡。细胞色素C与凋亡蛋白酶激活因子结合会进一步激活caspase-9、caspase-3。活化的caspase-3可以裂解多种核DNA修复酶，导致核DNA损伤且无法修复，进而导致细胞凋亡。

此外，缺血性脑卒中时活性氮过量生成，促进线粒体通透性转换孔的开放，抑制重要的线粒体酶活性，线粒体通透性转换孔的开放使得细胞色素C和凋亡诱导因子释放增加，凋亡诱导因子易位到细胞核，导致DNA断裂和细胞死亡。已有研究认为，脑缺血损伤时半暗带中胱天蛋白酶被激活，抑制该蛋白对局灶性缺血损伤具有保护作用。

（四）氧化应激促进细胞自噬

在生理状态下，自噬有助于清除受损的线粒体和氧化蛋白，特别是活性氧诱导的自噬可以减少氧化应激引起的损伤从而保护细胞。然而，过度的自噬会破坏许多细胞质和细胞器，引起细胞功能障碍，导致细胞自噬性死亡。研究表明，缺血诱导的自噬/溶酶体通路的激活参与了星形胶质细胞诱导的缺血损伤。研究显示，脑缺血再灌注后过度增加的活性氧可触发细胞内钙超载，进而导致线粒体功能障碍和线粒体自噬。脑缺血时，过度增加的活性氧可激活泛素蛋白体系统，从而降解B淋巴细胞瘤-2，导致Beclin-1激活和自噬细胞死亡。缺血再灌注过程中，活性氧破坏细胞器和胞质蛋白，引起线粒体脂质过氧化，而脂质过氧化产物可与特定的线粒体和自噬相关蛋白结合，以自噬细胞死亡的方式导致细胞功能障碍。同时，脂质过氧化产物还可诱发溶酶体功能障碍和脂溶酶形成，导致自噬活性降低。

此外，自噬体靶向调节抗氧化酶（如H_2O_2酶和超氧化物歧化酶），从而增加活性氧的产生，并形成一个导致细胞死亡的正自噬反馈通路，这些都加剧了缺血性脑卒中自噬的发生。

缺血性脑卒中在恢复血流时，大脑氧化应激可能进一步加剧，导致氧化剂的产生和抗氧化防御机制不平衡，从而引起细胞存活机制紊乱，最终导致神经损伤。因此，靶向抑制氧化应激已成为治疗缺血性脑卒中时神经保护的一种策略。近年来，通过补充外源性抗氧化剂以解毒过量的活性氧和直接抑制活性氧产生相关的酶，从而抑制氧化应激介导的缺血性脑卒中损伤已取得一些进展。除了积极开展相关的研究证实抗氧化剂在缺血性脑卒中的作用，深入了解脑卒中氧化应激与其他关键病理过程的相互作用及分子机制，对于靶向抑制活性氧治疗缺血性脑卒中也是大有裨益的。

二、与氧化应激相关的信号通路

（一）Fas通路

临床资料统计显示，无细胞DNA水平与颗粒细胞凋亡呈正相关，与胚胎质量和妊娠率呈负相关。高水平的无细胞DNA导致颗粒细胞ROS增加，并通过Fas/FasL激活caspase，诱导细胞凋亡。具体途径如下：高水平的无细胞DNA导致颗粒细胞ROS增加，促凋亡因子FasL（配体）结合凋亡受体Fas后形成Fas三聚体，通过接头蛋白FADD召集caspase-8，caspase家族中的起始组成员之一，然后caspase-8形成寡聚体，通过自我剪切而活化。caspase-8通过两条平行的通路促进凋亡，它可以直接剪切并激活caspase-3（caspase家族中的效应组成员之一），也可以切割Bid，这是一个促凋亡的Bcl-2家族成员。截短的Bid转移进入线粒体，促进细胞色素C的释放，细胞色素C是线粒体的膜间隙蛋白，可导致caspase-9和caspase-3的激活：细胞色素C和Apaf-1、caspase-9前体物一起形成多蛋白凋亡体，最终产生活性caspase-9并导致细胞凋亡，效应caspase-3通过对细胞内蛋白特定的天冬氨酸残基位置处进行切割实现细胞的凋亡。在Fas介导的信号转导情况下，除有FADD和caspase-8的主要参与之外，还有Daxx的参与。Daxx在Fas信号转导时被激活，这反过来激活ASK1机制。研究发现，促凋亡的Bid被活化的caspase-8切割成tBid。tBid与Bax/Bak的相互作用透化外线粒体膜，导致凋亡细胞的细胞色素C释放。此外，NADPH氧化酶产生的H_2O_2和O_2^-由Fas诱导。导致c-FLIP泛素化/蛋白酶体降解或一氧化氮清除，最终下调抗凋亡c-FLIP。这种ROS-NO控制的c-FLIP下调可被认为是Fas诱导的细胞凋亡的关键调节因子。

（二）p53/MPTP通路

线粒体是重要的细胞器，其DNA（mtDNA）是裸露的，并与呼吸链和富含脂质的线粒体膜紧密相连，使其对氧化应激损害的敏感性较核DNA更高；加之催化mtDNA复制的DNA聚合酶不具备校读功能及mtDNA缺乏修复机制等原因，造成mtDNA的损伤积累效应，从而出现片段的丢失、修饰及插入突变，突变的mtDNA可编码结构和/或功能改变的蛋白质（其中一些参与电子传递），又进一步促进ROS的生成，造成恶性循环。转录因子p53家族受DNA损伤的活化后能够诱导Bax（Bcl-2相关的X蛋白）、Noxa和Puma（p53上调的细胞凋亡调节剂）等促凋亡基因的转录。具体途径如下：线粒体释放凋亡因子过程受Bcl-2家族蛋白控制，可以是两种类型，即促凋亡和抗细胞凋亡。促凋亡Bax家族蛋白成员（Bax、Bak、Bok、Bid、Bim、Bik、Bad、Bmf、Hrk、Noxa、Puma、Blk等）和抗细胞凋亡的Bcl-2家族蛋白成员

（Bcl-2、Bcl-XL、Bcl-w、A1、Mcl-1等）等的上调或下调，最终决定细胞的命运。收到p53凋亡信号后，Bad被磷酸化激活，并通过异二聚化抑制Bcl-2和Bcl-XL。Noxa还抑制抗细胞凋亡Bcl-2家族成员，而Puma增加Bax的表达和构象变化，进而帮助成孔（线粒体膜通透性转换孔）。MPTP介导的线粒体膜形成机制如下：氧化应激状态可以调节MPTP开放，MPTP位于线粒体内外膜之间的接触部位，由电压依赖性阴离子通道（VDAC）、腺嘌呤核苷酸转位酶（ANT）、亲环蛋白D（CyD）组成。Bcl-2家族蛋白双向调节MPTP的诱导。一方面，Bcl-2抵抗MPTP，但通过Bax促进。此外，Bax和Bak以与MPTP无关的方式直接与VDAC相互作用，并有助于将孔径增加到允许细胞色素C释放的程度。相反，有时VDAC闭合导致形成神经酰胺通道，有助于tBid介导细胞色素C释放，这又与本文前段的Fas通路相重合。另一方面，ROS介导的心磷脂氧化有助于tBid与VDAC的结合。尽管通过MPTP或Bax发生线粒体释放致凋亡因子的概念已形成，但线粒体膜透化的确切机制仍然是一个悬而未决的问题。

（三）NF-κB通路

核转录因子-κB（NF-κB）在正常细胞中与其抑制蛋白（IKBs）结合而处于失活状态，细胞受到刺激因素影响，各种信号通过降解IKBs的方式活化NF-κB，活化的NF-κB进入细胞核内与相应DNA结合，促进目的基因转录，诱导细胞凋亡。刺激因素如炎症细胞因子TNF-α、IFN、LPS、IL-1、病毒双链RNA及各种物理和化学压力等，都可最终激活IKB而使NF-κB活化。NF-κB的激活通常是由氧化刺激引起的，因为ROS可促进蛋白激酶C（PKC）的激活，活化的PKC磷酸化IKB，导致后者与NF-κB解离而使之活化。研究发现，Ref-1在细胞质中抑制Rac1诱导的氧化应激和NF-κB的激活，但是它进入细胞核后，却可以提高NF-κB与DNA的结合能力，促进基因转录，表现出核内外的双向作用。NF-κB被激活后，转位进入细胞核内，与凋亡相关基因如c-MYC等的NF-κB调控元件结合，促进基因转录，诱导细胞凋亡。

（四）JNK通路

JNK是包含MAP激酶激酶激酶（MAPKKK）、MAP激酶激酶（MAPKK）和MAP激酶（MAPK）的三联激酶级联的最后一个组分。不少学者也证实了

ROS可以激活ASK1，从而导致JNK模块的刺激。JNK活性增强后，FoxO1核转位。此外，JNK介导了用H_2O_2处理后MGC（卵巢颗粒细胞）中14-3-3蛋白质中FoxO1的解离。最后，氧化应激通过MGC中FoxO1自我调节的JNK介导上调FoxO1的表达。采用ASK1的显性失活和组成型活性突变体进行研究，证明前者减少由TNF-α和氧化应激引起细胞凋亡，而后者以增强的方式诱导细胞凋亡。作为氧化还原传感器，ASK1还可以感知氧化应激的程度和持续时间，并且仅在由过量和长期氧化应激引起的细胞的广泛损伤之后将细胞信号化为凋亡途径。在特异性刺激后，JNKs通过激酶途径的倒数第二个双特异性激酶（MKK4或MKK7）激活JNK激活环内的Thr和Tyr残基而被激活，激活后的JNK可直接抑制抗细胞凋亡蛋白Bcl-2，通过在Ser-70磷酸化来促进细胞凋亡，或通过一种未知的机制切割Bid（凋亡蛋白Bcl-2家族的仅有BH3促凋亡成员），导致以caspase-8非依赖性方式产生21kDa的Bid在易位到线粒体时，Bid释放促凋亡蛋白Smac/DIABLO，反过来通过在其他地方描述的机制中间接激活caspase-8诱导细胞凋亡。磷酸化的JNK易位至细胞核，通过磷酸化反式激活c-Jun，导致活化蛋白1（AP-1）的形成。AP-1反过来导致不同蛋白质的转录，包括促凋亡因子，例如TNF-α、Fas-L和Bak。实验表明，虽然JNK激活在细胞凋亡中具有关键作用，但c-Jun/AP-1途径的要求并非强制性，因为，JNK可以磷酸化和反式激活其他转录因子，如p53和c-Myc。

（五）Keap1-Nrf2-ARE通路

Keap1-Nrf2-ARE通路是近年发现的抗氧化应激通路，介导Ⅱ相解毒酶和抗氧化基因的转录。正常情况下，绝大部分Nrf2与胞质Keap1结合，以非活性状态存在于细胞质中，不进入细胞核。当受到ROS刺激时，Nrf2与Keap1解离而激活。以往研究认为，Keap1的半胱氨酸残基被修饰，改变了Keap1构象，使得Nrf2解离；近年研究发现，ROS通过PI3K、丝裂原活化蛋白激酶等途径直接使Nrf2磷酸化，从Keap1-Nrf2复合体上分离。激活后的Nrf2进入细胞核，与小Maf蛋白形成异二聚体并结合ARE，促进下游靶基因的表达，提高机体抗氧化能力。在氧化还原平衡恢复之后，Nrf2转回胞质中，经泛素-蛋白酶体途径降解或通过负反馈调节使其消耗后维持正常水平。研究发现，在KAP1缺乏的小鼠中，Nrf2转录的血红素加氧酶-1（HO-1）和醌氧化还原酶的表达显著减少，KAP1与Nrf2的N端反式激活结构域Nrf2-NT结合，促进Nrf2的反式激活活性，且其程度与剂量相关。研究也发现，H_2O_2处理可增加线粒体蛋白UCP3的表达和Nrf2在细胞内的含量，而用Nrf2siRNA处理则明显减少UCP3的表达，继而促进OS反应。以上研究证实由Nrf2驱动的UCP3表达在氧化应激中的重要作用。在同型半胱氨酸处理的SH-SY5Y细胞中，雌二醇能增加细胞活力，减少ROS的产生，激活Akt信号并抑制参与神经退化性改变的糖原合成酶激酶3β，促使Nrf2分离，显著增加HO-1表达和SOD活性。

（六）PI3K/Akt通路

PI3K/Akt通路广泛存在于细胞中，作为联系胞外信号与细胞应答效应的桥梁，作用于下游信号分子，参与细胞生长、增殖、分化。一般认为，在静息细胞中，PI3K以无活性的p85/p110复合物形式存在于细胞质中。PI3K通过两种方式激活：一种是与具有磷酸化酪氨酸残基的生长因子受体或连接蛋白相互作用，引起二聚体构象改变而被激活；另一种是通过Ras和p110直接结合，导致PI3K的活化。PI3K被激活后，在细胞膜上生成第二信使PIP3，与胞内含有PH结构域的信号蛋白Akt及磷酸肌醇依赖性蛋白激酶（PDK-1）结合，Akt转位于细胞膜并改变构象获得催化活性，催化自身的Ser124和Thr450磷酸化，同时PDK-1催化Akt蛋白的Ser308磷酸化，而Akt的PH区与脂质产物的高亲和力结合促进了PDK-1/PDK-2复合体的形成，PDK2磷酸化Akt蛋白的Ser473，导致Akt的完全活化。活化的Akt通过磷酸化进一步激活/抑制Bad、caspase-9、NF-κB、Tuberin、mTOR等下游因子，介导多种生长因子诱发的细胞增殖、迁移等，是重要的抗凋亡因子。对PI3K的研究最早主要集中在肿瘤细胞凋亡中，之后有研究发现，PI3K与氧化应激密切相关。目前，越来越多的研究表明，PI3K可以抑制氧化应激引起的细胞凋亡。ATP通过激活PI3K-Akt通路阻止肾近端小管细胞中H_2O_2诱导p21（WAF1/Cip1）和p27（Kip1）的过量表达，从而对H_2O_2诱导的氧化损伤起到保护作用。PI3K的催化亚基p110α和p110β的p110在促进细胞增殖和内环境稳态、抗氧化应激引起的细胞凋亡过程中起重要作用。在ARPE-19细胞中神经保护素-D1通过激活PI3K/Akt通路减少氧化应激产生的细胞凋亡。

第三节 免疫反应及其信号通路

一、缺血性脑血管病后外周免疫细胞应答

(一)中性粒细胞

一般认为,中性粒细胞是第一种迁移至受损脑组织的外周免疫细胞。缺血性脑卒中0.5~6小时后,表达Ly6G和髓过氧化物酶的中性粒细胞开始迁移并出现在软脑膜,之后1~3天内逐渐浸润至血管周围间隙和皮层浅表层,最终在梗死灶及其周边广泛出现并达到峰值。研究证实,浸润至病灶的中性粒细胞从多方面发挥神经毒性作用而加重脑损伤。中性粒细胞的募集和迁移过程会导致脑微血管血流阻塞或"无复流"现象,并加速BBB的破坏和出血转化。活化的中性粒细胞可产生ROS,并分泌胶原酶、肝素酶和明胶酶等多种蛋白酶类而促进ROS介导的细胞外基质分解和血管损伤。同时,激活的中性粒细胞在释放至胞外发挥抗菌、防御作用的过程中也释放弹性蛋白酶,该物质亦能够增加血管通透性。

此外,中性粒细胞激活后可释放TNF-α、IL-6、IL-1β、单核细胞趋化蛋白和基质金属蛋白酶等多种促炎性细胞因子,可加重脑损伤。尽管浸润的中性粒细胞主要发挥神经损伤作用,但有报道称去除中性粒细胞对MCAO造成的脑损伤没有任何影响,这可能与其在缺血性脑卒中进程中表现为不同的N_1(神经毒性)和N_2(神经保护性)表型密切相关,在错误的时间点抑制中性粒细胞并不能带来有益影响。对此,尚需更多的研究予以证实。

(二)单核巨噬细胞

缺血性脑卒中后3~7天,缺血部位可出现大量的单核细胞源性巨噬细胞。单核细胞不同亚群在缺血性脑卒中进程中的转化非常复杂,其确切作用机制尚不完全清楚。临床研究证实,脑卒中后16天内,单核细胞$CD14^+CD16^-$亚群和$CD14^+CD16^+$亚群明显增加,其中$CD14^+CD16^-$亚群的增加与脑卒中急性期和亚急性期的组织损伤密切相关。多项研究表明,缺血

性脑卒中初期，募集至缺血部位的主要是 Ly6C$^+$CCR2$^+$ 促炎型单核细胞，但采用CCR2拮抗剂阻断Ly6C$^+$细胞浸润或者特异性耗竭Ly6C$^+$细胞会加重缺血性脑卒中脑损伤，并增加梗死灶周围的出血转化。随着缺血性脑卒中的进展，浸润的单核细胞会逐渐分化为 M$_1$ 或 M$_2$ 型巨噬细胞。永久性大脑中动脉阻断（pMCAO）动物实验研究表明，缺血后6~48小时，梗死灶及周边出现 CD11b$^+$ 和 CD45$^+$ 的类似巨噬细胞样的细胞，而缺血3~7天，则以 CD11b$^+$、CD45$^+$ 和 CD1$^+$ 表达的巨噬源性泡沫细胞为主导。同时，pMCAO后1~3天，缺血部位 Ly6C$^+$CCR2$^+$ 单核细胞可通过下调 Ly6C 而上调 F4/80，并表达精氨酸酶-1和几丁质酶样蛋白 YM1，逐渐形成 M$_2$ 型巨噬细胞，这可能与其神经修复作用相关。

因此，缺血性脑卒中初期抑制单核细胞的募集浸润，可能有助于阻止其出血性转化，且有助于极化为修复型的巨噬细胞。此外，在缺血性脑卒中亚急性期，不同巨噬细胞亚型会通过释放多种促炎或抗炎细胞因子在不同时间点而发挥不同的作用，其确切的作用机制还有待深入研究。

（三）T细胞

缺血性脑卒中发生后，浸润至缺血部位的T细胞主要有CD4$^+$辅助性T细胞、CD8$^+$细胞毒性T细胞和γδT细胞等，不同T细胞亚型在缺血性脑卒中的发生发展中均扮演着重要角色。T细胞浸润常发生在缺血性脑卒中后24小时，但CD8$^+$细胞毒性T淋巴细胞可在几小时内迁移至缺血部位，调节性T细胞（Tregs）的浸润则发生在缺血后几天内，即相对延迟的阶段。T细胞最初存在于软脑膜，随后约7天时在缺血区及周边大量存在，2周后T细胞的数量开始减少，但可一直于损伤部位存在1月以上。

1. CD4$^+$T细胞 　主要为Th1和Th2型。研究证实，过继转移Th1或Th17型T细胞可使缺血性脑卒中动物神经功能恶化，而应用IL-33促进CD4$^+$细胞表现为Th2型的治疗则可改善缺血性脑卒中脑损伤程度。同时，Th2型T细胞可产生IL-10、IL-4或BDNF，直接发挥神经修复作用。因此，CD4$^+$细胞由Th1型到Th2型的极化对缺血性脑卒中缺血性损伤的改善可能是有益的。

此外，浸润至脑缺血部位的CD4$^+$细胞中，约20%是Tregs。研究显示，Tregs在缺血性脑卒中后期具有神经保护作用。Tregs的缺失会导致脑梗死体积增加，且神经功能恢复的预后更差。Tregs通过多条途径发挥神经保护作用，主要包括减少全身炎症反应，改善淋巴细胞减少症，减弱脑卒中诱导的免疫抑制，减少MMP9和NF-κB等炎症介质产生，分泌IL-10、TGF-β和IL-35等抗炎因子，促进M_2型巨噬细胞形成。然而，近年来的研究发现，在缺血性脑卒中早期，Tregs能够引起脑微血管功能障碍，导致微血栓形成和脑局部炎性微环境等不利影响。关于Tregs介导的微血管功能障碍的机制，目前研究认为可能与淋巴细胞功能相关抗原1/ICAM-1信号通路有关。临床研究表明，Tregs对tPA溶栓后出血转化具有保护作用，这为靶向Tregs的缺血性脑卒中免疫治疗带来新契机。

2. $CD8^+T$细胞　广泛存在于脑缺血区，激活的$CD8^+$细胞毒性T细胞可通过释放颗粒酶和穿孔素等细胞毒性蛋白直接损伤神经元，或释放IL-16等炎性介质激活和募集其他免疫细胞，导致血管内皮及BBB损伤。此外，近年研究表明，活化的$CD8^+$细胞毒性T细胞可加重缺血性脑卒中后脑白质的损伤及脱髓鞘损伤。

3. γδT细胞　对缺血性脑卒中的先天免疫和适应性免疫应答均发挥重要调节作用，能够以主要组织相容性复合体非限制的方式激活。病理研究发现，缺血性脑卒中发生后6小时，可在梗死灶检测到γδT细胞，与抗原特异性T细胞相比，γδT细胞可触发更加快速的炎性反应，导致缺血性脑卒中脑损伤加重。关于γδT有害作用的机制，目前认为与其分泌IL-17有关。IL-17是诱发脑内炎性反应的重要介质，可激活血管内皮细胞，并协同TNF-α诱导中性粒细胞等免疫细胞的浸润。研究也发现，IL-17缺失的小鼠，可通过抑制缺血性脑卒中亚急性期的持续性炎性反应而改善脑缺血损伤。

（四）B细胞

B细胞在缺血性脑卒中进展中呈双重作用。损害作用是由自身来源的免疫球蛋白介导的，该物质可在缺血性脑卒中患者的脑脊液中检测到，可介导缺血性脑卒中晚期的慢性炎性反应。然而，B细胞的过继转移则可缩小脑梗死范围并改善神经功能，这可能与其分泌抗炎性细胞因子IL-10有关。

二、缺血性脑血管病后中枢神经系统的固有免疫反应

小胶质细胞是驻留于中枢神经系统的巨噬细胞，对中枢神经系统内环境

的稳态平衡具有敏锐的感知力，能够识别源自死亡细胞的多种危险信号、病原体、自身抗原及神经递质，发挥免疫监视和吞噬功能。缺血性脑卒中发生后，小胶质细胞首先被激活并迅速迁移至缺血区。永久性大脑中动脉阻断（pMCAO）动物模型显示，缺血12小时后在脑梗死区即可发现CD11b$^+$表达的小胶质细胞碎片，之后2~3天内活化的小胶质细胞在缺血部位达到峰值并维持数周。小胶质细胞活化后，其形态和基因表达会随刺激的性质、强度和持续时间的变化而发生巨大变化，如激活后高表达CD11b、Iba-1、CD40、CD80/CD86和主要组织相容性复合体Ⅱ类等表面特异性分子，并主要以经典激活型（M_1型）与替代激活型（M_2型）在缺血性脑卒中进程中发挥双重作用。

在缺血性脑卒中早期，活化的M_2型小胶质细胞主要通过吞噬局部死亡细胞或细胞碎片发挥类似巨噬细胞的有益作用，产生抗炎性细胞因子和神经营养因子，促进神经元的修复与重塑。但是，过度激活的小胶质细胞亦能识别并吞噬短暂表达"吃我"信号的受损细胞，若该作用失控，也可能加剧病灶周边神经元的死亡。然后，随着缺血性脑卒中的发展，小胶质细胞逐渐极化为M_1型，主要通过分泌IL-1β、IL-6和TNF-α等促炎性细胞因子而发挥神经损伤作用。

第四节
小胶质细胞自噬的作用及其信号通路

自噬是一种维持机体内环境稳态的免疫过程，也是一种代谢降解途径，通过释放营养和能量供应细胞应对缺氧、感染等应激环境。越来越多的证据表明，作为重要的免疫细胞，小胶质细胞自噬在缺血性脑卒中和再灌注损伤中与调节免疫分子和组织修复密切相关，并通过与神经元细胞的相互作用影响脑卒中结局。

作为脑内固有的免疫细胞，在缺血缺氧损伤后的不同时期常表现出不同程度的自噬流，并发挥着介导炎症、凋亡和修复等一系列病理生理作用。因此，小胶质细胞自噬流的变化是调控其双向作用的关键。通过研究脑缺血损伤后小胶质细胞自噬的发生发展机制，明确生理病理状态下小胶质细胞自噬流转化的临界点及其如何维持自噬平衡,有助于为临床治疗缺血性脑卒中提供新的思路与依据。

一、自噬的概念、过程及其作用

(一)自噬的概念

自噬是一种去除受损/老化细胞器、异常折叠的蛋白质及多余细胞成分的分解代谢机制。在这个过程中,需要清除的成分被吞噬体的瞬时双模结构包裹,并逐渐成熟为自噬小体,随后与溶酶体融合形成自噬溶酶体,然后将包裹的内容物分解,并释放能量稳定内环境。自噬主要分为3种类型,即巨自噬、微自噬和分子伴侣介导的自噬。由于巨自噬较为常见,因此,通常所说的自噬是指巨自噬。自噬小体与自噬溶酶体是细胞内一种可以通过透射电镜观察到的微小结构,也是评价细胞是否发生自噬的特征指标。一些应激状态如能量缺乏、高温、缺氧等均能激活自噬反应。

(二)自噬的过程

细胞自噬的经典过程包括起始、前自噬体的形成、延伸闭合、成熟、自噬溶酶体形成和降解等几个步骤。自噬溶酶体由生成至降解的过程称为自噬流,能表达自噬的程度。有益的自噬即自噬小体的生成与自噬溶酶体的降解保持平衡状态,既保证代谢功能正常进行,同时也不会造成过度自噬加重损伤,反之,自噬流的过度堆积将产生有害作用。

(三)自噬的作用

自噬具有双重作用,决定自噬功能的3个因素是激活水平、诱导时间和自噬流是否受损。在早期当自噬适应性激活时,可促进胞内蛋白降解,并释放营养因子如氨基酸、脂肪酸和葡萄糖等,不仅对营养缺乏状态下的神经细胞起保护作用,还可以促进细胞的存活。随着时间的推移或受到其他因素影响,自噬流会出现紊乱,即自噬体或自噬溶酶体过度堆积;或出现不受限制的自噬诱导,造成神经细胞损伤、引发炎症反应或细胞凋亡。因此,抑制过度自噬可降低脑缺血后的促炎信号、氧化应激并缩小梗死灶体积,减轻神经元损伤,值得注意的是,许多关于自噬的结论是基于完全抑制自噬水平,而不是将自噬维持在生理状态。

在自噬的全过程中，发挥主要调控作用的是自噬基因（autophagy-related gene，Atg）编码的自噬相关蛋白，迄今为止，已经鉴定出30多种哺乳动物Atg蛋白。然而，任何一种Atg的缺失或突变都会影响自噬，导致自噬水平降低或不发生自噬。自噬水平的降低会导致大量神经元死亡，引发神经功能的缺失，最终加重神经系统退行性病变。多项研究表明，在缺血性脑卒中发生时，局部脑组织处于糖氧剥夺环境，引起缺血区的神经元凋亡和坏死，为应对这种情况，人体免疫系统诱导细胞自噬的发生，进而减轻脑缺血缺氧引起的机体损伤。

二、小胶质细胞自噬在缺血损伤后不同时期的双重作用

小胶质细胞于卵黄囊处起始，并与神经元同时发育成为可塑性和活动能力较强的细胞。在生理或病理情况下，小胶质细胞始终是最早对中枢神经系统的任何损伤都能做出反应的"前哨兵"。在脑缺血缺氧发生时，自噬与凋亡程序被动激活，呈交互作用维持着动态平衡，称为自噬-凋亡平衡。即发生脑缺血损伤时，初期自噬作用为抗炎促修复，若自噬水平不足以维持内环境稳定则细胞启动自噬性死亡程序，即凋亡，以确保自噬作用对细胞的可控调节。而缺血缺氧后期可发生过度自噬，此时自噬-凋亡平衡状态被破坏，加重神经元的损伤。

在脑缺血再灌注模型中，损伤初期抑制自噬激活诱导了小胶质细胞的M_1型表达并增加TNF-α的表达，促进炎症反应；在损伤后期，过度自噬可通过Beclin-1依赖性途径引起神经元由凋亡状态向坏死转化。

上述研究结果表明，自噬本身是一个动态过程，在早期自噬可以减轻细胞损害，但随着时间发展，过度自噬将转化为有害作用。

（一）脑缺血急性期小胶质细胞自噬的作用

在脑组织缺血缺氧急性期（数分钟至数小时），小胶质细胞首先被激活，并且可以在组织损伤后几分钟内产生"防御"信号，迅速聚集至损伤灶并产生自噬应答，且较巨噬细胞而言，小胶质细胞自噬的作用更重要。有研究发现，在缺血性脑卒中发生后短时间内，小胶质细胞迅速通过损伤相关分子模式活化且在数天内达到高峰。另有研究发现，在糖氧剥夺/复糖

复氧（OGD/R）模型急性期观察到，随着BV-2细胞中自噬标志物微管相关蛋白1轻链3（LC3B）和Beclin-1表达的显著增加，细胞死亡和NOD样受体热蛋白结构域相关蛋白3（NLRP3）、凋亡相关斑点样蛋白、含半胱氨酸的天冬氨酸蛋白水解酶1和IL-1β的水平降低，表明早期激活的小胶质细胞自噬可通过抑制小胶质细胞中的NLRP3炎性小体发挥神经保护作用。

（二）脑缺血亚急性期和恢复期小胶质细胞自噬作用

在脑缺血缺氧亚急性期（数小时至数天）及恢复期（数天至数月），由于复杂的环境影响，小胶质细胞自噬的长时间诱导可能导致自噬体堆积，加重脑组织损伤。同样，小胶质细胞自噬在炎症的发展过程中发挥着重要作用，它能直接或间接地影响炎症反应，同时自身也被其相关信号调控。有研究对脑卒中后小胶质细胞的变化进行了动态监测，发现MCAO/R后1~2周小胶质细胞中NF-κB上调，不仅对血脑屏障造成破坏，还会释放促炎性细胞因子如IL-1β、TNF-α等，但到第2~4周的时候小胶质细胞促炎性细胞因子表达下降，而抗炎因子TGF-β和IL-10显著增加。Yang等研究发现，建立pMCAO模型，12~72小时应用自噬抑制剂3-甲基腺嘌呤（3-MA）抑制小胶质细胞的自噬作用后，神经功能的损害及炎症反应显著降低。另有研究通过MCAO模型观察发现，损伤第3天小胶质细胞中的IL-8、TNF-α和缺氧诱导因子-1α（HIF-1α）表达升高，同样应用3-MA和巴弗洛霉素A1能够降低HIF-1α的表达并减轻小胶质细胞自噬性死亡。说明小胶质细胞自噬的长时间诱导与过度激活可增加炎症释放造成脑组织损伤。

三、与小胶质细胞自噬相关的信号通路

海马CA1区是缺血再灌注后最易受损的部位，也是小胶质细胞激活最多的区域。体外实验显示，HIF-1α可诱导缺血缺氧下小胶质细胞的自噬或凋亡，说明在缺血缺氧环境下释放的凋亡诱导因子与小胶质细胞的自噬间存在交互作用。另外，自噬还可以通过自噬-炎症通路调节小胶质细胞的表型变化，有利于缺血后神经组织的恢复。

当局部脑组织发生缺血缺氧后，调节小胶质细胞自噬的信号通路与受体十分复杂和多样。尤其在实验中发现的自噬现象，可能与采用的不同细胞类型或同一类型细胞的不同状态有关。

（一）Toll样受体（TLR）信号通路

TLR作为一种识别微生物来源的单体跨膜蛋白，往往为生物体和环境之间的第一个接触点，其活性表达可代表炎症状态。TLR高表达于中枢神经系统多种细胞，如小胶质细胞、神经元等，有研究用CD45和CD11b抗体通过流式细胞术鉴定小胶质细胞，认为TLR2是小胶质细胞的激活标志物，且通过体外培养的TLR2-KO细胞发现，随着LC3-Ⅱ和Beclin-1表达下降，小胶质细胞的自噬被抑制，证明了TLR2信号通路参与了自噬过程。应用TLR2激动剂，导致小胶质细胞过度自噬且促进其向M_1型转化，出现M_1型标志物CD86和促炎介质TNF-α、IL-6的高表达；应用TLR2拮抗剂Cu-CPT22则可抑制M_1型转化，并上调M_2型标志物CD206和抗炎介质IL-10、Arg-1的表达，说明通过TLR2信号通路可影响小胶质细胞的自噬与其表型改变。

TLR4途径诱导小胶质细胞的炎症表达，主要通过髓样分化因子88（MyD88）作用于NF-κB并促进IL-6等炎性介质的分泌。在MCAO模型，通过Nec-1减少小胶质细胞表面TLR4内源性配体，发现缺血再灌注后IL-6和TNF-α等炎性表达减少；α-突触核蛋白为神经退行性疾病的神经元内包涵体（路易体）主要成分，研究表明，脑缺血发作后其稳态失衡，也可引起神经炎症。

（二）哺乳动物雷帕霉素靶蛋白（mTOR）信号通路

AMP活化蛋白激酶（AMPK）是一种进化上保守的丝氨酸/苏氨酸蛋白激酶，在维持全身能量平衡中发挥着重要作用，被称为"细胞能量调节器"。mTOR是其下游的重要信号分子，主要作用于自噬的起始阶段，正常情况下呈激活状态，通过调控Atg13和Atg1，对自噬起负向调节作用。AMPK-mTOR信号通路在脑缺血损伤中起重要作用，二者呈相互拮抗关系，当脑缺血发作时，AMPK被激活，进而抑制mTOR的活性，致使mTOR与Ulk1 Ser757位点结合减少，从而使Ulk1活化，诱导小胶质细胞自噬的发生，并且可以抑制NF-κB介导的炎症信号而促进M_2型表达；但AMPK的过度活化可引起小胶质细胞的过度自噬，从而引起相关炎症反应。因此，可通过适当激活mTOR活性抑制过度自噬，进而起到神经保护作用。

应用LPS刺激后发现Ⅲ类PI3激酶Vps34表达下降导致自噬小体形成减少，使小胶质细胞的自噬功能受损，并促进了炎症因子如TNF-α、IL-6、

IL-1β的释放；应用雷帕霉素抑制了mTOR的活性后，小胶质细胞的自噬激活，显著减少炎症因子的释放并提高IL-10的水平，表现出明显的抗炎作用。这些结果表明，LPS介导的神经炎症与mTOR介导的自噬抑制有关。

（三）微RNA（miRNA）

miRNA是一种非编码RNA，其生成或功能通路发生障碍所产生的复杂次联反应会导致一些病理改变。miRNA-124特异性地在小胶质细胞中高度表达，其稳态对小胶质细胞自噬的调控具有重要作用，当被抑制时可促进小胶质细胞的活化并促进其M_1型转化，而上调时可以抑制小胶质细胞的过度自噬并促进其M_2型转化。mTOR是多种miRNA对小胶质细胞作用的直接靶点，如miRNA-144通过mTOR的途径介导了小胶质细胞的自噬和炎症反应，而应用miRNA-144抑制剂后小胶质细胞自噬活性和炎症反应降低。miRNA-392直接作用于mTOR且呈正向调控作用，脑缺血低氧环境下miRNA-392的表达增强且通过增强mTOR表达抑制BV-2小胶质细胞自噬。因此，可以通过调控低氧环境下miRNA-392的表达来干预小胶质细胞的自噬作用。

由于多种受体与信号通路参与小胶质细胞自噬的过程，并且研究结果多数来源于动物实验与体外细胞实验。因此，小胶质细胞自噬在脑缺血缺氧中的重要作用还有待进一步探索。

综上所述，小胶质细胞自噬的机制复杂，在缺血性脑卒中病程进展中表现为随时间变化的双向调节作用。在脑缺血缺氧损伤的急性期小胶质细胞第一时间被激活，形成有益的自噬流并诱导其M_2型转化，减轻炎症和神经元损伤；而缺血缺氧后期由于复杂的环境和时间积累，小胶质细胞可能会因过度激活的自噬流产生有害作用并诱导其M_1型改变，从而促进炎症的发生并加重脑组织损伤。

第五节
血管再生及相关信号通路

当前，神经科学研究的重要课题已经着眼于如何有效减轻脑缺血再灌注损伤和促进脑缺血后的血管再生。事实上，血管新生是一个动态的、复杂的过程，由多种细胞因子和多种细胞成分参与，其起始的中心环节是血管内皮细胞的增殖、迁移、分化和管腔形成。缺血性脑卒中发生后，机体代偿性血管新生机制就开始启动了，但其能力是远远不足的。

脑缺血发生后，缺血损伤部位发生再生反应，其中包括血管新生。同时，血管新生也是缺血后神经功能恢复的一种再生过程。脑的血管生成包括血管发生、血管新生和动脉形成3个过程，三者相互影响，共同作用，在脑缺血损伤后的康复过程中起重要作用。脑缺血后，血管内皮细胞所处的内环境发生改变，促进血管形成的因子占优势，内源性地启动了缺血区周围组织的再生反应，该过程对生理及病理过程都是至关重要的。

一、Wnt/β-catenin信号通路

Wnt蛋白存在于血管中，是参与脑血管生成的重要调节介质，激活或抑制Wnt信号通路对胚胎或成体血管生成都可以起到一定控制和调节作用。Wnt信号通路分为经典Wnt信号通路和非经典Wnt信号通路。β-catenin作为经典Wnt信号通路上的核心分子，是经典Wnt信号通路的关键因子，它的表达对该通路有重点调控作用，在细胞核的累积受到其蛋白稳定性、入核、出核等多个层面的调控。Wnt1、Wnt3a是经典Wnt信号通路上表达的蛋白；Wnt7b是非经典Wnt信号通路上表达的蛋白，通路上蛋白的表达程度可以反映该通路的活跃程度。研究显示，体外β-catenin的过表达能增加细胞周期素E_2的表达，从而促进血管内皮细胞的增殖，减少其凋亡，增加其形成毛细血管的能力；而阻止其核内转移，上述作用会被完全抑制。动物实验应用中药中风膏后，通过促进$CD34^+$的表达，进而促进血管新生，恢复缺血区域的血流灌注，减少因为缺血导致的梗死和神经功能损伤。其机制可能是促进了Wnt信号通路上的β-catenin、Wnt1、Wnt3a和Wnt7b的mRNA和蛋白水平的表达，进而促进血管新生，达到增加缺血区域血流的目的。

二、PI3K/AKT信号通路

血管生成是指血管内成熟分化的内皮细胞增殖、迁移，最终以出芽的方式，从已存在的血管床中长出新的血管，或者由骨髓内的内皮祖细胞经过迁

移、增殖、分化形成新的血管。NO是一种强大的血管生成递质，具有调节血管生成因子的作用，能刺激血管生成；Akt磷酸化及其下游eNOS的磷酸化是内皮细胞合成NO的重要途径。内皮细胞的存活、增殖、迁移均离不开NO的调节。除此之外，NO还被证实与内皮细胞和细胞外基质之间的黏附有关。有研究表明，NO能促进VEGF和MMP的表达并抑制基质金属蛋白酶抑制剂-1的表达，加速内皮细胞的增殖及细胞基质的降解。在体外模型中的研究发现，PI3K/Akt信号转导通路参与了SOX5对血管内皮生长因子（VEGF）的调控，这种调控可被选择性的SOX5抑制剂所抑制。

三、Notch信号通路

Notch信号通路能通过参与尖端细胞/茎细胞、动静脉的选择、内皮细胞的增殖及细胞间相互作用和维持血管稳定性等过程来调控血管的发育。缺血性脑卒中往往会引起患者代偿性血管再生，诱导内源性恢复机制。MEG3是长链非编码RNA，是抗血管再生的因子。在SD大鼠大脑中动脉闭塞后表达下调，激活Notch信号通路，释放NICD，表达Hes-1和Hey-1靶基因，促进内皮细胞增殖、迁移，有利于脑新生血管管腔形成。缺氧诱导miRNA-210上调，使得体外培养的人脐静脉内皮细胞高表达Notch-1蛋白，促进脑血管再生。研究证实，间充质干细胞通过增强Notch-1蛋白在血管内皮细胞中的表达，促使脑新生血管增多。

血管生成在众多疾病及生理过程中都扮演着重要的作用。这些信号因子及通路在脑缺血性损伤后的血管再生、组织修复，以及免疫炎症后导致的血管生成等诸多方面是一个研究热点。

参考文献

[1] HARRISON R. Structure and function of xanthine oxidoreductase: where are we now?[J]. Free Radic Biol Med, 2002, 33: 774-797.

[2] BEDARD K, KRAUSE K H. The NOX family of ROS-generating NADPH oxidases: physiology and pathophysiology[J]. Physiol, 2007, 87(1): 245-313.

[3] BRANDES R P, WEISSMANN N, SCHRÖDER K. Nox family NADPH oxidases: Molecular mechanisms of activation[J]. Free Radic Biol Med, 2014, 76: 208-226.

[4] ZUO Y B, WANG Y Z, HU H J, et al. Atorvastatin protects myocardium against ischemia-reperfusion injury through inhibiting miR-199a-5p[J]. Cell Physiol Biochem, 2016, 39(3): 1021-1030.

[5] WOLF S A, BODDEKE H W, KETTENMANN H. Microglia in physiology and disease[J]. Annu Rev Physiol, 2017, 79: 619-643.

[6] WANG C G, LOU Y T, XU J X, et al. Endoplasmic reticulum stress and NF-κB pathway in salidroside mediated neuroprotection: potential of salidroside in neurodegenerative diseases[J]. Am J Chin Med, 2017, 45(7): 1459-1475.

[7] DECZKOWSKA A, KEREN-SHAUL H, WEINER A, et al. Disease-associated microglia: A niversal immune sensor of neurode-generation[J]. Cell, 2018, 173(5): 1073-1081.

[8] XU M J, WANG J Y, ZHANG X Y, et al. Polysaccharide from Schisandra chinensis acts via LRP-1 to reverse microglia activation through suppression of the NF-κB and MAPK signaling[J]. J Ethnopharmacol, 2020, 256: 112798-112811.

[9] HU X M, LEAK R K, SHI Y J, et al. Microglial and macrophage polarization-New prospects for brain repair[J]. Nat Rev Neurol, 2015, 11(1): 56-64.

[10] XIONG X Y, LIU L, YANG Q W. Functions and mechanisms of microglia/macrophages in neuroinflammation and neurogenesis after stroke[J]. Prog Neurobiol, 2016, 142: 23-44.

[11] ZHOU Y, WANG Y C, WANG J, et al. Inflammation in intracerebral hemorrhage: From mechanisms to clinical translation[J]. Prog Neurobiol, 2014, 115: 25-44.

[12] YANG S H, SHARROCKS A D, WHITMARSH A J. MAP kinase signalling cascades and transcriptional regulation[J]. Gene, 2013, 513(1): 1-13.

[13] LIU F F, YANG X T, GENG M Y, et al. Targeting ERK, an Achilles' Heel of the MAPK pathway, in cancer therapy[J]. Acta Pharm Sin B,

2018, 8(4): 552-562.

[14] QIU Z G, LU P, WANG K, et al. Dexmedetomidine inhibits neuroinflammation by altering microglial M1/M2 polarization through MAPK/ERK pathway[J]. Neurochem Res, 2020, 45(2): 345-353.

[15] AKAISHI T, YAMAMOTO S, ABE K.The synthetic curcumin derivative CNB-001 attenuates thrombin-stimulated microglial inflammation by inhibiting the ERK and p38MAPK pathways[J]. Biol Pharm Bull, 2020, 43(1): 138-144.

[16] HAGEMANN C, BLANK J L. The ups and downs of MEK kinase interactions[J]. Cell Signal, 2001, 13(12): 863-875.

[17] CAI B R, SEONG K J, BAE S W, et al. A synthetic diosgenin primary amine derivative attenuates LPS-stimulated inflammation via inhibition of NF-κB and JNK MAPK signaling in microglial BV2 cells[J]. Int Immunopharmacol, 2018, 61: 204-214.

[18] CUENDA A, NEBREDA A R. p38δ and PKD1: Kinase switches for insulin secretion[J]. Cell, 2009, 136(2): 209-210.

[19] YOKOTA T, WANG Y B.p38 MAP kinases in the heart[J]. Gene, 2016, 575(2): 369-376.

[20] POST J C. Direct evidence of bacterial biofilms in otitis media[J]. Laryngoscope, 2001, 111(12): 2083-2094.

[21] MORRISON D K. MAP kinase pathways[J]. Cold Spring Harb Perspect Biol, 2012, 4(11): a011254.

[22] SEGALÉS J, PERDIGUERO E, MUÑOZ-CÁNOVES P, et al. Regulation of muscle stem cell functions: A focus on the p38 MAPK signaling pathway[J]. Front Cell Dev Biol, 2016, 4: 91-106.

[23] ZHOU L, WANG D S, QIU X J, et al. DHZCP modulates microglial M1/M2 polarization via the p38 and TLR4/NF-κB signaling pathways in LPS-stimulated microglial cells[J]. Front Pharmacol, 2020, 11: 1126.

[24] WANG Y M, GAO F J, LIN S Q, et al. Activation of p38MAPK in spinal microglia contributes to autologous nucleus pulposus-induced mechanical

hyperalgesia in a modified rat model of lumbar disk herniation[J]. Brain Res, 2020, 1742: 146881.

[25] LI H X, ZHAO W, SHI Y, et al. Retinoic acid amide inhibits JAK/STAT pathway in lung cancer which leads to apoptosis[J]. Tumour Biol, 2015, 36(11): 8671-8678.

[26] GAO Q W, LIANG X W, SHAIKH A S, et al. JAK/STAT signal transduction: Promising attractive targets for immune, inflammatory and hematopoietic diseases[J]. Curr Drug Targets, 2018, 19(5): 487-500.

[27] SEIF F, KHOSHMIRSAFA M, AAZAMI H, et al. The role of JAK-STAT signaling pathway and its regulators in the fate of T helper cells[J]. Cell Commun Signal, 2017, 15(1): 23.

[28] XIN P, XU X Y, DENG C J, et al. The role of JAK/STAT signaling pathway and its inhibitors in diseases[J]. Int Immunopharmacol, 2020, 80: 106210.

[29] JUNG J S, KIM D H, KIM H S. Ginsenoside Rh1 suppresses inducible nitric oxide synthase gene expression in IFN-γ-stimulated microglia via modulation of JAK/STAT and ERK signaling pathways[J]. Biochem Biophys Res Commun, 2010, 397(2): 323-328.

[30] PORRO C, CIANCIULLI A, TROTTA T, et al. Curcumin regulates anti-inflammatory responses by JAK/STAT/SOCS signaling pathway in BV-2 microglial cells[J]. Biology, 2019, 8(3): 51.

[31] GILMORE T D, HERSCOVITCH M. Inhibitors of NF-κB signaling: 785 and counting[J]. Oncogene, 2006, 25(51): 6887-6899.

[32] HAYDEN M S, GHOSH S. Signaling to NF-κB[J]. Genes Dev, 2004, 18(18): 2195-2224.

[33] LABBOZZETTA M, NOTARBARTOLO M, POMA P. Can NF-κB be considered a valid drug target in neoplastic diseases? Our point of view[J]. Int J Mol Sci, 2020, 21(9): 3070.

[34] YU C I, CHENG C I, KANG Y F, et al. Hispidulin inhibits neuroinflammation in lipopolysaccharide-activated BV2 microglia and attenuates the activation of Akt, NF-κB, and STAT3 pathway[J]. Neurotox Res, 2020, 38(1): 163-174.

[35] FOLDI J, CHUNG A Y, XU H, et al. Autoamplification of Notch signaling in macrophages by TLR-induced and RBP-J-dependent induction of Jagged1[J]. J Immunol, 2010, 185(9): 5023-5031.

[36] BRAY S J. Notch signalling: A simple pathway becomes complex[J]. Nat Rev Mol Cell Biol, 2006, 7(9): 678-689.

[37] WU J, DING D H, LI Q Q, et al. Lipoxin A4 regulates lipopolysaccharide-induced BV2 microglial activation and differentiation via the Notch signaling pathway[J]. Front Cell Neurosci, 2019, 13: 19.

[38] ZENG W X, HAN Y L, ZHU G F, et al. Hypertonic saline attenuates expression of Notch signaling and proinflammatory mediators in activated microglia in experimentally induced cerebral ischemia and hypoxic BV-2 microglia[J]. BMC Neurosci, 2017, 18(1): 32.

[39] WU F, LUO T, MEI Y W, et al. Simvastatin alters M1/M2 polarization of murine BV2 microglia via Notch signaling[J]. J Neuroimmunol, 2018, 316: 56-64.

[40] HUI B, YAO X, ZHANG L P, et al. Dexamethasone sodium phosphate attenuates lipopolysaccharide-induced neuroinflammation in microglia BV2 cells[J]. Naunyn Schmiedebergs Arch Pharmacol, 2020, 393(9): 1761-1768.

[41] PENG Y H, ZHANG X Z, ZHANG T S, et al. Lovastatin inhibits Toll-like receptor 4 signaling in microglia by targeting its co-receptor myeloid differentiation protein 2 and attenuates neuropathic pain[J]. Brain Behav Immun, 2019, 82: 432-444.

[42] GRANGER D N, KVIETYS P R. Reperfusion injury and reactive oxygen species: The evolution of a concept[J]. Redox Biol, 2015, 6: 524-551.

[43] DE PASCALI F, HEMANN C, SAMONS K, et al. Hypoxia and reoxygenation induce endothelial nitric oxide synthase uncoupling in endothelial cells through tetrahydrobiopterin depletion and S-glutathionylation[J]. Biochemistry, 2014, 53(22): 3679-3688.

[44] MOENS A L, CHAMPION H C, CLAEYS M J, et al. High-dose folic acid pretreatment blunts cardiac dysfunction during ischemia coupled to maintenance of high-energy phosphates and reduces postreperfusion injury [J]. Circulation, 2008, 117(14): 1810-1819.

[45] PERKINS K A, PERSHAD S, CHEN Q, et al. The effects of modulating eNOS activity and coupling in ischemia/reperfusion (I/R) [J]. Naunyn Schmiedebergs Arch Pharmacol, 2012, 385(1): 27-38.

[46] DIETZ B M, LIU D, HAGOS G K, et al. Angelica sinesis and its alkylphthalides induce the detoxification enzyme NAD (P) H: quinine oxidoreducyase 1 by alkylating Keap1 [J]. Chem Res Toxicol, 2008, 21 (10): 1939-1948.

[47] TKACHEV V O, MENSHCHIKOVA E B, ZENKOV N K. Mechanism of the Nrf2/Keap1/ARE signaling system [J]. Biochemistry, 2011, 76(4): 407-422.

[48] JING X, REN D M, WEI X B, et al. Eriodictyol-7-O-glucoside activates Nrf2 and protects against cerebral ischemic injury [J]. Toxicol Appl Pharmacol, 2013, 273(3): 672-679.

[49] CANNING P, COOPER C D, KROJER T, et al. Structural basis for Cul3 protein assembly with the BTB-Kelch family of E3 ubiquitin ligases [J]. J Biol Chem, 2013, 288(11): 7803-7814.

[50] KASPAR J W, JAISWAL A K. An autoregulatory loop between Nrf2 and Cul3-Rbxl controls their cellular abundance [J]. J Biol Chem, 2010, 285 (28): 21349-21358.

[51] MARUYAMA A, NISHIKAWA K, KAWATANI Y, et al. The novel Nrf2-interacting factor KAP1 regulates susceptibility to oxidative stress by promoting the Nrf2-mediated cytoprotective response [J]. Biochem J, 2011, 436(2): 387-397.

[52] ANEDDA A, LOPEZ-BERNARDO E, ACOSTA-LBORRA B, et al. The transcription factor Nrf2 promotes survival by enhancing the expression of uncoupling protein 3 under conditions of oxidative stress [J]. Free Radic Biol Med, 2013, 61(8): 395-407.

[53] CHEN C S, TSENG Y T, HSU Y Y, et al. Nrf2-Keap1 antioxidant defense and cell survival signaling are upregulated by 17 beta-estradiol in homocysteine-treated dopaminergic SH-SY5Y cells [J]. Neuroendocrinology, 2013, 97 (3): 232-241.

[54] SPORN M B, LIBY K T. NRF2 and cancer: the good, the bad and the importance of context [J]. Nat Rev Cancer, 2012, 12(8): 564-571.

[55] VANHAESEBROECK B, GUILLERMET-GUIBERT J, GRAUPERA M, et al. The emerging mechanisms of isoform-specific PI3K signaling[J]. Nat Rev Mol Cell Biol, 2010, 11(5): 329-341.

[56] LEE Y J, LEE J H, HAN H J.Extracellular adenosine triphosphate protects oxidative stress-induced increase of p21(WAF1/Cip1) and p27(Kip1) expression in primary cultured renal proximal tubule cells: role of PI3K and Akt signaling[J]. J Cell Physiol, 2006, 209(3): 802-810.

[57] MATHENY R W JR, ADAMO M L. PI3K p110α and p110β have differential effects on Akt activation and protection against oxidative stress-induced apoptosis in myoblasts[J]. Cell Death Differ, 2010, 17(4): 677-688.

[58] FAGHIRI Z, BAZAN N G. PI3K/Akt and mTOR/p70S6K pathways mediate neuroprotectin D1-induced retinal pigment epithelial cell survival [J]. Exp Eye Res, 2010, 90(6): 718-725.

[59] MARTINEZ-PALACIAN A, DELCASTILLO G, SUAREZ-CAUSADO A, et al. Mouse hepatic oval cells require Met-dependent PI3K to impair TGF-beta-induced oxidative stress and apoptosis[J]. PLoS One, 2013, 8(1): e53108.

[60] GUO F, LV S G, LOU Y L, et al. Bone marrow stromal cells enhance the angiogenesis in ischaemic cortex after stroke: Involvement of notch signalling [J]. Cell Biol Int, 2012, 36(11): 997-1004.

[61] LI Z, LI Q, WANG G G, et al. Inhibition of Wnt/β-catenin by anthelmintic drug niclosamide effectively targets growth, survival, and angiogenesis of retinoblastoma[J]. Am J Transl Res, 2017, 9(8): 3776-3786.

[62] 王新凤. 基于Wnt信号通路探讨中风膏对大鼠缺血性脑损伤后血管再生的作用[D]. 兰州: 甘肃中医药大学, 2018.

[63] WANG Y, LU Y H, TANG C, et al. Calcium dobesilate restores autophagy by inhibiting the VEGF/PI3K/AKT/mTOR signaling pathway [J]. Front Pharmacol, 2019, 10: 886.

[64] LU J M, ZHANG Z Z, MA X, et al. Repression of microRNA-21 inhibits retinal vascular endothelial cell growth and angiogenesis via PTEN dependent-PI3K/Akt/VEGF signaling pathway in diabetic retinopathy[J]. Exp Eye Res, 2020, 190: 107886.

[65] ZHANG W, WU Y Q, CHEN H, et al. Neuroprotective effects of SOX5 against ischemic stroke by regulating VEGF/PI3K/AKT pathway[J]. Gene, 2021, 767: 145148.

[66] LOU Y L, GUO F, LIU F, et al. Mir-210 activates notch signaling pathway in angiogenesis induced by cerebral ischemia[J]. Mol Cell Biochem, 2012, 370(1/2): 45-51.

05

第五章

缺血性脑血管病的西医治疗

缺血性脑血管病治疗主要包括一般内科支持治疗和处理脑卒中合并症。对缺血性脑卒中,目前缺少其他针对卒中原发脑损害的治疗方法,因此,开展急性缺血性脑卒中的超早期溶栓治疗成为当前治疗急性脑卒中的一个主要医疗任务。有条件的城市应组建和完善院前脑卒中快速转运系统,减少脑卒中治疗的延误。目前的疗法主要包括静脉溶栓治疗、抗血小板聚集治疗、降解血浆纤维蛋白原治疗、抗凝、神经细胞保护剂治疗、钙通道阻滞剂治疗、介入及外科手术治疗、干细胞移植治疗、基因治疗等。

脑血管病的治疗应以循证医学的证据为基础,但目前临床上采用的许多脑血管病的治疗方法尚缺少足够的循证医学证据。临床医师应将个人经验与循证医学证据有机地结合起来,重视临床指南的指导作用,并充分考虑患者的要求,制订患者经济可承受的有效、合理和实用的个体化诊疗方案。

第一节 缺血性脑血管病的治疗原则

一、一般治疗原则

急性缺血性脑血管病分为超早期(发病1~6小时)、急性期(发病6~48小时)、恢复期。要重视超早期和急性期的处理,注意整体综合治疗,加强监护和护理,预防和治疗并发症,要加强对致病因素的治疗,预防复发。恢复期开展康复治疗,促进功能恢复。

二、药物治疗原则

要早期溶栓治疗,恢复血氧供应。要改善脑循环,降低脑代谢,减轻脑水肿。全身治疗要纠正高血糖,降低血液黏滞度,维持水电解质平衡。要预防脑栓塞再发,稳定患者病情,阻止脑梗死进一步发展,尽可能减轻神经功能缺失，预防并发症的发生。

第二节
短暂性脑缺血发作的治疗

短暂性脑缺血发作（TIA）是急症，虽然发作可自行缓解，但是应积极治疗。其治疗目的在于消除病因，中止发作，预防再发，保护脑组织，防治TIA后的再灌注损伤。对于无论何种因素所致TIA，都应视为脑梗死的重要危险因素，尤其是短时间内反复多次发作者。积极应用抗血小板聚集药物和血管扩张药物的同时，针对病因及危险因素治疗，如调整血压、降血脂、控制糖尿病、抗心律失常等。

TIA发病后2～7天内为脑卒中的高风险期，对患者进行紧急评估与干预可以减少脑卒中的发生。临床医师还应提前做好有关准备工作，一旦TIA转变成脑梗死，不要因等待凝血功能等结果而延误溶栓治疗。同时，要特别注意控制危险因素。

一、治疗的指征

TIA发病1周内，具备下列指征的患者建议入院治疗：进展性TIA；神经功能缺损症状持续时间大于1小时；栓子可能来源于心脏（如心房颤动）；已知高凝状态；TIA短期脑卒中风险评估（如ABCD2评分，见表5-2-1）为高危患者。如果症状发作在72小时内，建议有以下情况之一者也入院治疗：①ABCD2评分>2分；②ABCD2评分为0～2分，但门诊不能在2天之内完成TIA系统检查；③ABCD2评分为0～2分，但DWI已显示对应小片状缺血灶或缺血责任大血管狭窄率>50%。

表5-2-1 ABCD2评分量表

评分项	短暂性脑缺血发作的临床特征	得分
年龄（A）	≥60岁	1
血压（B）	收缩压>140mmHg或舒张压>90mmHg	1

续表

评分项	短暂性脑缺血发作的临床特征	得分
临床症状（C）	单侧无力	2
	不伴无力的言语障碍	1
症状持续时间（D）	≥60分钟	2
	10~59分钟	1
糖尿病（D）	有	1

二、药物治疗

1. 抗血小板治疗 非心源性栓塞性TIA推荐抗血小板治疗。发病24小时内，具有脑卒中高复发风险（ABCD2评分＞4分）的急性非心源性TIA或轻型缺血性脑卒中患者（NIHSS评分≤3分），应尽早给予阿司匹林联合氯吡格雷治疗21天。发病30天内伴有症状性颅内动脉严重狭窄（狭窄率达到70%~99%）的TIA患者，应尽早给予阿司匹林联合氯吡格雷治疗90天。其他TIA或小卒中一般单独使用：①阿司匹林（50~325mg/d）；②氯吡格雷（75mg/d）；③阿司匹林和缓释的双嘧达莫（分别为25mg和200mg，2次/d）。

2. 抗凝治疗 心源性栓塞性TIA一般推荐抗凝治疗，可在神经影像学检查排除脑出血后尽早开始实施。主要包括肝素、低分子肝素、华法林及新型口服抗凝药（如达比加群、利伐沙班、阿哌沙班、依度沙班等）。一般短期使用肝素后改为口服抗凝剂华法林治疗，华法林治疗目标为国际标准化比值（INR）达到2~3，用药量根据结果调整。高度脑卒中风险的TIA患者应选用半衰期较短和较易中和抗凝强度的肝素。一旦TIA转变成脑梗死，可以迅速纠正凝血功能指标的异常，使之符合溶栓治疗的入选标准。频繁发作的TIA或椎基底动脉系统TIA，以及对抗血小板治疗无效的病例也可考虑抗凝治疗。对人工心脏瓣膜置换术后等有高度脑卒中风险的TIA患者口服抗凝剂治疗无效时，还可加用小剂量阿司匹林或双嘧达莫联合治疗。

3. 扩容治疗 纠正低灌注，适用于血流动力型TIA。可选用低分子右旋糖酐。此外，早期用血管扩张药物，可使微栓子向远端移动，从而缩小缺血范围，同时血管扩张药物可促进侧支循环的建立。

4. 溶栓治疗 对于新近发生的符合传统TIA定义的患者，即使神经影像学检查发现有明确的脑梗死责任病灶，目前也不作为溶栓治疗的禁忌证。若TIA再次发作，临床有脑梗死的诊断可能，不应等待，应按照脑卒中指南积极进行溶栓治疗。

5.脑保护治疗 频繁发作的TIA，可给予钙通道阻滞剂，保护脑组织。

6.其他 对有高纤维蛋白原血症的TIA患者，可选用降纤酶治疗。

三、外科治疗和血管介入治疗

对适合颈动脉内膜切除术（CEA）或颈动脉血管成形和支架置入术（CAS）者，最好在48小时之内手术。特别是对于过去6个月内发生过TIA的患者，合并同侧颈动脉颅外段中重度狭窄（50%~99%），且围手术期并发症和死亡风险<6%时，推荐进行CEA或CAS治疗。

当同侧颈动脉颅外段狭窄小于50%时，不建议进行CEA或CAS治疗。对于颅外椎动脉狭窄、锁骨下动脉狭窄或闭塞、颈总动脉或头臂干病变导致的TIA患者，在内科药物治疗无效，且无手术禁忌证时，可行支架植入术或外科手术治疗。

四、病因治疗

针对缺血性脑血管病的病因和危险因素（如高血压、心脏病、糖尿病等）进行治疗，消除微栓子来源和血流动力学障碍。如高血压患者应控制血压，使血压稳定在正常范围。糖尿病患者伴高血压者血压宜控制在更低水平（<130/85mmHg），有效地控制糖尿病（糖化血红蛋白<7%）、高脂血症（使LDL-C下降≥50%或LDL-C<1.8mmol/L）。此外，积极治疗血液系统疾病、心律失常、睡眠呼吸暂停、高同型半胱氨酸血症等也很重要。

第三节
大动脉粥样硬化性脑梗死的治疗

大动脉粥样硬化性脑梗死具有起病急、病变进展快、神经病损重的特点，急性期及早实施正确的治疗，可显著提高临床疗效。治疗的关键是挽救缺血半暗带，避免或减轻原发性脑损伤，这是急性脑梗死治疗的最根本目标。"时间就是大脑"，对有指征的患者，应力争尽早实施再灌注治疗。临床医师应重视脑卒中指南的指导作用，根据患者发病时间、病因、发病机制、病情严重程度、伴发的基础疾病、脑血流储备功能和侧支循环状态等具体情况，制订适合患者的最佳个体化治疗方案，最终达到挽救生命、降低病残率及预防复发的目的。具体的治疗原则包括：

（1）超早期治疗。尽早发现，及时就诊，迅速处理，力争超早期溶栓治疗。

（2）基于脑梗死后的缺血及再灌注损伤的病理改变进行综合脑保护治疗。

（3）采取个体化的综合治疗方案。即要考虑个体因素，有条件者可组建由多学科医师参与的"脑卒中单元"，将急救、治疗和康复融为一体，使个体治疗更具特点。

（4）整体化观念。治疗脑血栓要考虑脑与心脏及其他器官功能的相互影响，如脑心综合征、多脏器衰竭等，重症病例要积极防治并发症，采取对症支持疗法。

（5）对脑卒中的危险因素及时给予预防性干预措施。

一、一般性处理

1.吸氧和通气支持 卧床休息，监测生命体征，加强呼吸道护理，必要时可给予吸氧，以维持氧饱和度＞94%。对脑干梗死和大面积脑梗死等病情危重患者或有气道受累者，需要气道支持和辅助通气。轻症、无低氧血症的脑卒中患者无须常规吸氧。

2.体温控制 对体温＞38℃的患者应给予退热措施。对中枢性发热患者，应以物理降温为主（冰帽、冰毯或乙醇擦浴），如存在感染应给予抗生素治疗。

3.心脏监测 脑梗死后24小时内应常规进行心电图检查，有条件者可根据病情进行24小时或更长时间的心电监护。同时，要特别注意避免或慎用增加心脏负担的药物。

4.控制血压 约70%脑梗死患者急性期血压升高，多数患者在脑卒中后

24小时内血压自发降低。病情稳定而无颅内高压或其他严重并发症的患者，24小时后血压水平基本可反映其病前水平。

急性脑梗死患者血压的调控应遵循个体化、慎重、适度的原则。具体可以分为如下情况：

（1）准备溶栓者：血压应控制在收缩压<180mmHg、舒张压<100mmHg。

（2）发病72小时内血压高者：如果收缩压在200mmHg或舒张压在110mmHg以上，或伴有急性冠脉综合征、急性心衰、主动脉夹层、先兆子痫/子痫等其他需要治疗的合并症，才考虑给予缓慢降压治疗，且在脑卒中发病最初24小时内降压一般不应超过原有血压水平的15%。可选用拉贝洛尔、尼卡地平等静脉药物，避免使用引起血压急剧下降和不易调控血压的药物，如舌下含服短效硝苯地平。

（3）脑卒中后病情稳定者：持续血压在140/90mmHg以上，可于发病数天后恢复发病前使用的降压药物或开始启动降压治疗。

（4）脑卒中后血压低或血容量低者：应积极寻找和处理原因，必要时采用升压、扩容措施，可静脉输注0.9%氯化钠溶液纠正低血容量，纠正可能引起心输出量减少的心律失常。

5.控制血糖　脑卒中急性期高血糖较常见，如血糖超过10mmol/L，应给予胰岛素治疗，并加强血糖监测，血糖值可控制在7.8～10mmol/L。如血糖<3.3mmol/L时，可用10%～20%的葡萄糖口服或静脉注射纠正。

6.营养支持　起病24～48小时仍不能进食者，应予鼻饲饮食，持续时间在2～3周者，可行经皮内镜下胃造口术管饲补充营养。

二、特异性治疗

指针对缺血损伤病理生理机制中某一特定环节进行的干预。

1.静脉溶栓　是目前最主要的恢复血流措施，rt-PA和UK是我国目前使用的主要溶栓药。

（1）rt-PA静脉溶栓：发病3小时内或3～4.5小时，应按照适应证和禁忌证严格筛选患者，尽快给予rt-PA静脉溶栓治疗。按0.9mg/kg（最大剂量90mg）静脉滴注，其中10%在最初1分钟内静脉推注，其余持续滴注1小时。用药期间及用药后如出现严重头痛、高血压、恶心和呕吐，或神经症状体征明显恶化，考虑合并脑出血时，应立即停用溶栓药物并行头颅CT检查。

1）发病3小时内：迄今为止，发病3小时内rt-PA标准静脉溶栓疗法是唯一被严格的临床科学试验证实具有显著疗效并被批准应用于临床的急性脑梗死药物治疗方法。

溶栓治疗的适应证：①有急性脑梗死导致的神经功能缺损症状；②症状出现<3小时；③年龄≥18岁。

溶栓治疗的禁忌证：①颅内出血；②既往颅内出血史；③近3个月有严重头颅外伤史或脑卒中史；④颅内肿瘤、巨大颅内动脉瘤；⑤近3个月有颅内或椎管内手术；⑥近2周内有大型外科手术；⑦近3周内有胃肠或泌尿系统出血；⑧活动性内脏出血；⑨主动脉弓夹层；⑩近1周内有在不易压迫止血部位的动脉穿刺；⑪血压升高（收缩压≥180mmHg，或舒张压≥100mmHg）；⑫急性出血倾向；⑬24小时内接受过低分子肝素治疗；⑭口服抗凝剂且INR>1.7或PT>15秒；⑮48小时内使用凝血酶抑制剂或Ⅹa因子抑制剂，或各种实验室检查异常；⑯血糖<2.8mmol/L或>22.22mmol/L；⑰头颅CT或MRI提示大面积梗死（梗死面积>1/3大脑中动脉供血区）。

溶栓治疗的相对禁忌证（即虽然存在一项或多项相对禁忌证，但并非绝对不能溶栓）：①轻型非致残性脑卒中；②症状迅速改善的脑卒中；③惊厥发作后出现神经功能损害（与此次脑卒中发生相关）；④颅外段颈部动脉夹层；⑤近2周内有大型外科手术或严重外伤（未伤及头颅）；⑥近3周内有胃肠或泌尿系统出血；⑦孕产妇；⑧痴呆；⑨既往疾病遗留较重神经功能残疾；⑩未破裂且未经治疗的动静脉畸形、颅内小动脉瘤（<10mm）；⑪少量脑内微出血；⑫使用违禁药物；⑬类脑卒中。

2）发病3~4.5小时：国内外脑卒中指南对发病3~4.5小时rt-PA标准静脉溶栓疗法均给予了最高推荐，但目前循证医学的证据还不够充分，且其疗效只有3小时内rt-PA标准静脉溶栓疗法的50%。

适应证：①有急性脑梗死导致的神经功能缺损症状；②症状持续时间在发病3~4.5小时；③年龄18~80岁。

禁忌证：同3小时内rt-PA静脉溶栓。

相对禁忌证：①年龄>80岁；②严重脑卒中（NIHSS>25）；③口服抗凝药不考虑INR水平；④有糖尿病和缺血性脑卒中病史。

3）溶栓并发症：溶栓治疗的主要危险是合并症状性脑出血，且约1/3症状性脑出血是致死性的。其他主要并发症包括：①梗死灶继发性出血或身体其他部位出血；②再灌注损伤和脑水肿；③溶栓后血管再闭塞。

（2）尿激酶静脉溶栓：如没有条件使用rt-PA，且发病<6小时，对符合适应证和禁忌证的患者，可考虑静脉给予尿激酶。将尿激酶100万～150万IU溶于生理盐水100～200ml，持续静脉滴注30分钟，用药期间严密监护患者。

适应证：①有急性脑梗死导致的神经功能缺损症状；②症状出现<6小时；③年龄18～80岁；④意识清楚或嗜睡；⑤头颅CT无明显早期脑梗死低密度改变。

禁忌证、相对禁忌证同3小时内rt-PA静脉溶栓。

2.动脉溶栓　对大脑中动脉等大动脉闭塞引起的严重脑卒中患者，如果发病时间在6小时内（椎基底动脉血栓可适当放宽治疗时间窗），经慎重选择后可进行动脉溶栓治疗。常用药物为UK和rt-PA，与静脉溶栓相比，动脉溶栓可减少用药剂量，需要在DSA的监测下进行。动脉溶栓的适应证、禁忌证及并发症与静脉溶栓基本相同。

3.血管内介入治疗　包括动脉溶栓、桥接、机械取栓、血管成形和支架置入术等。对rt-PA标准静脉溶栓治疗无效的大血管闭塞患者，在发病6小时内可给予补救机械取栓。对最后看起来正常的时间为6～24小时的前循环大血管闭塞患者，在特定条件下也可进行机械取栓。对非致残性缺血性脑卒中患者（改良Rankin量表评分0～2分），如果有颈动脉血运重建的二级预防指征，且没有早期血运重建的禁忌证时，应在发病48小时～7天之间进行CEA或CAS治疗。

4.抗血小板治疗　常用药包括阿司匹林和氯吡格雷。未行溶栓的急性脑梗死患者应在48小时之内尽早服用阿司匹林（150～325mg/d），在阿司匹林过敏或不能使用时，可用氯吡格雷替代。如果发病24小时内，患者NIHSS评分<3，应尽早给予阿司匹林联合氯吡格雷治疗21天，以预防脑卒中的早期复发。通常大动脉粥样硬化性脑梗死急性期不建议阿司匹林联合氯吡格雷治疗，在溶栓后24小时内也不推荐抗血小板或抗凝治疗，以免增加脑出血风险。

5.抗凝治疗　对于合并高凝状态、有形成深静脉血栓和肺栓塞风险的高危患者，可以使用预防剂量的抗凝治疗。对于大多数合并房颤的急性缺血性脑卒中患者，可在发病后4～14天开始口服抗凝治疗。

6.脑保护剂的应用　脑保护剂包括自由基清除剂、阿片受体阻断剂、电压门控性钙通道阻滞剂、兴奋性氨基酸受体阻断剂、镁离子和他汀类药物等。近年来研究提示脑梗死急性期短期停用他汀与病死率和致残率增高相关，推荐急性脑梗死病前已服用他汀的患者，继续使用他汀。

7.外科治疗 幕上大面积脑梗死伴有严重脑水肿、占位效应和脑疝形成征象者，可行去骨瓣减压术；小脑梗死使脑干受压导致病情恶化时，可行抽吸梗死小脑组织和颅后窝减压术。

8.扩容治疗 纠正低灌注，适用于血流动力学机制所致的脑梗死。

三、急性期合并症的处理

1.脑水肿和颅内压增高 治疗目标是降低颅内压、维持足够脑灌注（脑灌注压＞70mmHg）和预防脑疝发生。可使用20%甘露醇每次125~250ml静滴，每6~8小时1次；对心、肾功能不全患者可改用呋塞米20~40mg静脉注射，每6~8小时1次；可酌情同时应用甘油果糖每次250~500ml静滴，1~2次/d；还可用注射用七叶皂苷钠和白蛋白辅助治疗。必要时手术治疗。

2.梗死后出血 症状性出血转化应停用抗栓治疗等致出血药物，无症状性脑出血转化一般抗栓治疗可以继续使用。需抗栓治疗时，一般可于症状性出血病情稳定后数天或数周后开始抗血小板治疗；对于再发血栓风险相对较低或全身情况较差者，可用抗血小板药物代替华法林。

3.癫痫 孤立发作1次者或急性期痫性发作控制后，不建议长期使用抗癫痫药物。脑卒中后2~3个月再发的癫痫，按常规进行抗癫痫药物治疗。

4.感染 脑卒中患者急性期容易发生呼吸道、泌尿道等感染。发生肺炎后，治疗的主要方法包括呼吸支持和抗生素治疗。应尽可能避免插管和留置导尿，一旦发生泌尿道感染应及时根据细菌培养和药敏试验应用敏感抗生素。

5.上消化道出血 高龄和重症脑卒中患者急性期容易发生应激性溃疡，建议常规应用静脉胃黏膜保护药。对已发生消化道出血患者，应进行冰盐水洗胃、局部应用止血药，必要时进行胃镜下止血或手术止血。

6.深静脉血栓形成（DVT）和肺栓塞（PE） 应鼓励患者尽早活动，抬高下肢，避免下肢静脉输液，尤其是瘫痪侧。对发生DVT和PE风险高的患者可给予较低剂量的抗凝药物进行预防性抗凝治疗。

7.吞咽困难 约50%的脑卒中患者入院时存在吞咽困难。为防治脑卒中后肺炎与营养不良，应重视吞咽困难的评估与处理。

8.心脏损伤　在治疗过程中,应密切观察心脏情况,必要时进行动态心电监测和心肌酶谱检查,及时发现心脏损伤并及时治疗。

第四节 心源性栓塞型脑梗死的治疗

心源性栓塞型脑梗死的治疗与上述大动脉粥样硬化性脑梗死治疗原则基本相同。同时,要积极处理造成栓塞的原发病,防止再栓塞、控制原发病。若病变以脑部病变为主,则多按脑血栓形成治疗;若原发病症状突出则以治疗原发病为主。

一、针对性治疗

1.抗凝治疗　急性期一般不推荐抗凝治疗,急性期的抗凝不比抗血小板更有效,但显著增加了脑出血和全身出血的风险。对大部分房颤导致的脑卒中患者,可在发病4~14天开始口服抗凝治疗,预防脑卒中复发。存在出血转化的高危患者,抗凝一般推迟到14天以后。无症状性脑出血转化的抗凝或抗血小板治疗一般不受影响。

2.大面积脑栓塞及小脑梗死　应积极进行脱水、降颅压治疗,若颅内高压难以控制,或有脑疝形成,可行颅骨瓣切除减压。

3.气栓及脂肪栓的处理　如系减压病应立即行高压氧治疗,可使气栓减少,脑含氧量增加。脂肪栓的处理可用扩容剂、血管扩张剂,也可用5%碳酸氢钠注射液250ml静脉滴注,1日2次。

二、原发病治疗

有心律失常者,应予以纠正。对感染性栓塞应使用抗生素,并禁用溶栓和抗凝治疗,防止感染扩散。对非细菌性血栓性心内膜炎,可采用肝素或低分子肝素治疗。心房黏液瘤可行手术切除。反常栓塞在卵圆孔未闭和深静脉血栓并存的情况下,可以考虑经导管卵圆孔封堵术治疗。

第五节
小动脉闭塞性脑梗死的治疗

与大动脉粥样硬化性脑梗死治疗类似。

由于小动脉闭塞（腔隙性梗死）大都发生在血管的终末支，梗阻后没有侧支循环代偿，故治疗主要是针对病因，治疗高血压、心脏病和动脉粥样硬化，防止其发展、恶化。对脑部已形成的梗死，治疗原则上和TIA及脑血栓形成相同，但注意急性期应避免溶栓、过度脱水、降血压过猛等不适当治疗，恢复期后要控制血压，防止复发。主要疗法包括：

1.有效控制高血压 急性期将血压逐渐降至接近患者年龄的正常水平，不宜使血压大幅度下降，否则会加重病情。

2.溶栓治疗 近来的研究表明，对于神经系统症状轻微或快速自发缓解的急性脑梗死患者，溶栓治疗也有较好的疗效。虽有研究提示严重脑白质病变和微出血及多发性腔隙性脑梗死是溶栓后脑出血的独立危险因素，但不是溶栓治疗的禁忌证。

3.抑制血小板聚集 应用阿司匹林、氯吡格雷等抑制血小板聚集，利于预防血栓形成，减少复发。

4.扩血管药物 急性期可适当应用扩血管药物，如烟酸占替诺等增加脑组织的血液供应，促进神经功能恢复。

5.钙通道阻滞剂 尼莫地平、氟桂利嗪等钙通道阻滞剂可减少血管痉挛，改善脑血液循环，降低腔隙性梗死复发率。

6.控制其他可干预危险因素 如吸烟、酗酒、糖尿病、血脂异常等。

第六节
脑卒中单元

脑卒中单元是针对缺血性脑血管病患者制订规范和明确的诊疗目标，由神经内科、急诊医学中心、神经介入治疗组、康复科、神经外科多学科专业人员讨论和护理的医疗综合体。脑卒中单元不是一种具体的疗法,而是针对脑卒中患者的科学管理系统,能充分体现以人为本的医疗服务理念,以及多学科密切配合的综合性治疗。

1. 标准化的诊断和治疗

诊断标准:3天内首次脑卒中的患者;神经功能缺损持续24小时以上;当地固定居住者,便于随访。

排除标准:单纯蛛网膜下腔出血;硬膜下血肿;肿瘤导致的脑卒中。

脑卒中患者进入脑卒中单元后,除了常规的病史询问、体格检查外,医生应在24小时内完成各项相关检查,综合评定临床资料,早期制订个体化治疗方案:

(1)保持呼吸道通畅,必要时可以使用气管扩张药或者予以手术开放气道;合理使用降压药,控制血压;对于高血糖患者要及时纠正高血糖。

(2)针对患者的具体病情用药,使用rt-PA进行溶栓治疗,阿司匹林进行抗血小板治疗。

(3)康复师评估患者的疾病恢复情况,尽早确认康复的时间。主要内容为待患者病情稳定后,逐步开始患侧肢体的活动训练,并密切关注患者生命体征和病情的变化。

(4)采用低频脉冲电疗仪刺激治疗配合基础的吞咽功能训练。

(5)语言训练:由专业的语言训练师对患者进行测评,并针对性训练。

(6)心理教育:测评具有心理障碍的患者,同时使用药物治疗。

(7)健康宣教:由经过专业培训的医护人员向患者及其家属介绍出院后继续康复的内容和方法,同时针对患者的具体恢复情况制订个体化康复计划表。

(8)定期复诊或叮嘱患者若病情突变及时到医院就诊,由专门的随访医生记录患者及其家属的有效联系方式,便于后期电话随访。

2. 积极防治并发症 脑梗死最常见的并发症包括肺部感染、泌尿系感染、深静脉血栓、肺栓塞及消化道应激性溃疡等,这些并发症高发于脑梗死3周内,早期预防、早期发现和治疗可大大减少致残率和死亡率,改善患者预后。

3. 早期康复锻炼 脑卒中单元强调患者早期活动,患者卧床的时间明显少于传统治疗,保持正确体位的时间也明显长于传统治疗,这点也有利于降低肺栓塞、双下肢深静脉栓塞和其他心血管疾病的发生率。

4. 心理医师的引导和支持 专业心理医师帮助患者预防和解除脑梗死后的心理疾病，减少了焦虑、抑郁症的发生。

5. 多方位的健康教育 脑卒中单元定期对住院患者及其家属进行健康宣教，有助于患者情绪稳定和医患沟通，缩短住院观察和恢复的时间。

此外，受过培训的医护人员，脑卒中小组团队工作方式及家属的参与等，也可能在提高疗效中发挥作用。

参考文献

［1］ 陈志强，杨关林. 中西医结合内科学［M］. 北京：中国中医药出版社，2018.

［2］ 陈红斌，苏会璇. 脑卒中单元的研究进展［J］. 医学综述，2013，19（12）：2157-2159.

［3］ 刘汝茜，王婷婷，张敬，等. 脑卒中单元治疗模式对脑卒中患者疗效、不良情绪及生活质量的影响［J］. 中国老年学杂志，2020，40（9）：1814-1817.

［4］ 易兴阳，张顺开，池万章，等. 卒中单元管理模式对脑卒中患者疗效的综合评估［J］. 心脑血管病防治，2009，9（4）：254-256，240.

06

第六章

缺血性脑血管病的中医治疗

缺血性脑血管病在中医学中多归属于"中风"范畴，此外，有些也可归属于"眩晕病"和"头痛"等病症。中风辨证应以脏腑辨证为本。首先应辨别中脏腑与中经络，其次辨别闭证和脱证，再次辨别阴阳。中风病急性期以标实为主，急则治其标，故治疗当以祛邪为主，常用平肝息风、清化痰热、化痰通腑、活血通络、醒神开窍等治疗方法。中脏腑者，当醒神开窍，治宜清热开窍或化痰开窍，回阳固脱，闭、脱二证当分别治以祛邪开窍醒神和扶正固脱、救阴回阳，内闭外脱则可以兼用醒神开窍与扶正固本。恢复期及后遗症期以虚实夹杂为主，邪实未清而正虚已现，治宜扶正祛邪，常用育阴息风、益气活血等法。

第一节
常用中药组方

一、短暂性脑缺血发作

（一）镇肝息风汤

证型：肝肾阴虚、风阳上扰证。

组成：怀牛膝、生赭石（轧细）各30g，生龙骨（捣碎）、生牡蛎（捣碎）、生龟甲（捣碎）、生杭芍、玄参、天冬各15g，川楝子（捣碎）、生麦芽、茵陈各6g，甘草4.5g。

功效：平肝息风，育阴潜阳。

随证加减：若痰盛者，可去龟甲，加胆南星、竹沥；若心中烦热，加黄芩、生石膏；若心烦失眠，加黄连、莲子心、栀子、首乌藤；若头痛重者，加生石决明、珍珠母、夏枯草、川芎。另外，还可酌情加入通窍活络的药物，如地龙、全蝎、红花。

用法：水煎服。

注意事项：气虚血瘀之风，不宜使用。

（二）补阳还五汤

证型：气虚血瘀、脉络瘀阻证。

组成：黄芪 15～30g，当归 9g，赤芍 9g，川芎 9g，桃仁 9g，红花 9g，地龙 9g。

功效：益气，活血，通络。

随证加减：若心悸气短、乏力明显者，加党参、太子参、红参；若肢体肿胀或麻木、刺痛等血瘀重者，加莪术、水蛭、鬼箭羽、鸡血藤；若肢体拘挛者，加穿山甲、水蛭、桑枝；若肢体麻木者，加木瓜、伸筋草、防己；若上肢偏废者，加桂枝、桑枝；若下肢偏废者，加续断、桑寄生、杜仲、牛膝。

用法：水煎服。

注意事项：血压偏低者，黄芪用量宜大些；血压偏高者，黄芪用量宜小些。有伤阴者（舌质红、无苔，脉细数），宜配用育阴之品，如麦冬、玉竹、白薇等。如痰湿重者（苔腻，脉滑），宜佐以芳香化浊之品，如天竺黄、石菖蒲、藿香、佩兰等。大便干燥者，加黄柏、大黄、麻仁、郁李仁、蜂蜜等。

（三）黄连温胆汤合桃红四物汤

证型：痰瘀互结、阻滞脉络证。

组成：川黄连 6g，竹茹 9g，枳实 9g，半夏 9g，陈皮 6g，甘草 3g，生姜 2 片，茯苓 9g，熟地 15g，当归 15g，白芍 10g，川芎 8g，桃仁 9g，红花 6g。

功效：豁痰化瘀，通经活络。

随证加减：伴失眠心烦者可加大枣。

用法：水煎服。

注意事项：寒性、痰湿体质不可服用。

二、脑梗死

（一）中经络

1. 天麻钩藤饮

证型：风阳上扰证。

组成：天麻9g，钩藤（后下）12g，石决明（先煎）30g，栀子6g，黄芩9g，川牛膝12g，杜仲10g，益母草9g，桑寄生12g，夜交藤12g，茯苓12g。

功效：平肝息风，滋阴潜阳。

随证加减：若头痛较重者，减杜仲、桑寄生，加川芎、木贼、菊花、桑叶；若急躁易怒较重者，可加牡丹皮、生白芍、珍珠母；若兼便秘不通者，减杜仲、桑寄生，加生大黄、玄参等。

用法：水煎服。

注意事项：痰厥头痛证、妇女妊娠、心脾两虚证禁用。

2.半夏白术天麻汤

证型：风痰入络证。

组成：半夏4.5g，天麻3g，茯苓3g，橘红3g，白术9g，甘草1.5g。

功效：燥湿化痰，平肝息风。

随证加减：若眩晕较甚且痰多者，加胆南星、天竺黄、珍珠粉；若肢体麻木，甚则肢体刺痛，痛处不移者，加丹参、桃仁、红花、赤芍；若便干便秘者，加大黄、黄芩、栀子。

用法：生姜1片，大枣2枚，水煎服。

注意事项：阴虚阳亢、气血不足所致之眩晕，不宜使用。风痰瘀结，日久化热，不宜久服本方，以免过于温燥，助热生火。

（二）中脏腑

1.桃核承气汤

证型：痰热腑实证（阳闭）。

组成：桃仁（去皮尖）12g，大黄12g，桂枝（去皮）6g，炙甘草12g，芒硝6g。

功效：活血化瘀、通腑泄热。

随证加减：治疗本证也可用星蒌承气汤。若痰涎较多者，可合用竹沥汤，即竹沥、生葛汁、生姜汁相合；若头晕较重者，加天麻、钩藤、菊花、珍珠母；若舌质红而烦躁不安、彻夜不眠者，加生地黄、麦冬、柏子仁、首乌藤；少数患者服用星蒌承气汤后仍腑气不通，痰热腑实甚者，可改投大柴胡汤治疗。

用法：作汤剂，水煎前4味，芒硝冲服。

注意事项：表证未解者，当先解表，而后用本方。因本方为破血下瘀之剂，故孕妇禁用。

2. 羚角钩藤汤

证型：痰热瘀闭证（阳闭）。

组成：羚羊角（先煎）4.5g，双钩藤（后入）9g，霜桑叶6g，滁菊花9g，鲜生地15g，生白芍9g，川贝母（去心）12g，淡竹茹（鲜刮，与羚羊角先煎代水）15g，茯神木9g，生甘草3g。

功效：清热化痰，凉肝息风。

随证加减：治疗本证也可与安宫牛黄丸合用。若痰盛神昏者，可合用至宝丹或清宫汤；若热闭神昏兼有抽搐者，可加全蝎、蜈蚣，或合用紫雪丹。临床还可选用清开灵注射液或醒脑静注射液静脉滴注。

用法：水煎服。

注意事项：热病后期、阴虚风动而病属虚风者不宜应用。

3. 涤痰汤

证型：痰蒙神窍证（阴闭）。

组成：半夏（姜制）8g，胆南星8g，橘红6g，枳实6g，茯苓6g，人参3g，菖蒲3g，竹茹2g，甘草2g。

功效：温阳化痰，涤痰开窍。

随证加减：临床常与苏合香丸合用。若四肢厥冷者，加桂枝；若兼风象者，加天麻、钩藤；若见戴阳者，乃属恶化，宜急进参附汤、白通加猪胆汁汤鼻饲，或参附注射液静脉滴注。

用法：水煎、服。

4. 参附汤

证型：元气败脱证。

组成：人参15g，炮附子30g。

功效：回阳益气，固脱。

随证加减：临床常与生脉散合用。若汗出不止者，可加黄芪、生龙骨、煅牡蛎、山茱萸、醋五味子。阳气恢复后，如患者又见面赤足冷、虚烦不安、脉极弱或突然脉大无根，是真阴亏损、阳无所附而出现虚阳上浮欲脱之证，可用地黄饮子，或用参附注射液、生脉注射液静脉滴注。

用法：水煎服。阳气脱陷者，倍用之。

注意事项：中病即止，不可多服。

（三）恢复期和后遗症期

1.补阳还五汤 见前。

2.镇肝息风汤 见前。

3.地黄饮子

证型：肝肾亏虚证。

组成：熟干地黄（焙）12g，巴戟天（去心）、山茱萸（炒）、石斛（去根）、肉苁蓉（酒浸，切，焙）、附子（炮裂，去皮脐）、五味子（炒）、肉桂（去粗皮）、茯苓（去黑皮）、麦冬（去心，焙）、菖蒲、远志（去心）各15g。

功效：滋肾阴，补肾阳。

随证加减：若兼见气虚者，增党参、黄芪；偏肾阳虚而感腰膝寒冷者，加重附子、肉桂之用量，或酌情增淫羊藿、仙茅等药；偏肾阴虚而见痰热者，去附子、肉桂，加清化痰热之品。

用法：加姜、枣，水煎服。

注意事项：本方偏于温补，故对气火上升、肝阳偏亢而阳热之象明显者，不宜应用。

（四）其他常用组方

1.通脉汤 本方功擅益气活血，对卒中后遗症属气虚者有良效。

组成：当归9g，桃仁9g，红花9g，川芎9g，赤芍9g，穿山甲9g，鸡血藤30g。

功效：活血化瘀通络。

随证加减：气虚者，加黄芪、黄精、党参等；血虚者，加丹参、白芍、熟地等。

用法：水煎服。

注意事项：中风初期实证者不宜用之。

2.血府逐瘀汤 本方可用于中风病瘀血内阻而兼有气滞之证。

组成：桃仁12g，红花9g，当归9g，生地黄9g，川芎5g，赤芍6g，牛膝9g，桔梗5g，柴胡3g，枳壳6g，甘草3g。

功效：活血祛瘀，行气止痛。

随证加减：伴失眠、噩梦较多者，加炒酸枣仁、茯神以加强养心安神作用;若阳虚者,可去柴胡,加附子、桂枝以加强温阳作用。

用法:水煎服。

注意事项:方中活血祛瘀药较多,孕妇慎用。

第二节 常用中成药

一、短暂性脑缺血发作

1.川芎嗪注射液 具有行气活血、镇静的功效。川芎嗪注射液半衰期仅为25分钟,维持作用时间短,常规剂量难以取得较好的疗效,大剂量(480 mg)川芎嗪注射液对急性缺血性脑血管病疗效显著。

2.丹红注射液 主要由丹参、红花组成,具有活血化瘀、通脉舒络的功效。

二、脑梗死

(一)中经络

1.肝阳上亢 ①天麻钩藤颗粒,具有平肝息风、清热活血、补益肝肾的功效;②脑立清丸,具有平肝潜阳、醒脑安神的功效;③全天麻胶囊,具有平肝、息风、止痉的功效。

2.风痰阻络 ①再造丸,具有祛风化痰、活血通络的功效;②中风回春丸,具有活血化瘀、舒筋通络的功效。

3.痰热腑实 ①安脑丸,具有豁痰开窍、镇惊息风的功效;②牛黄清心丸(《局方》),具有清热解毒、开窍安神的功效。

4.气虚血瘀 消栓口服液,具有补气、活血、通络的功能。

5.阴虚风动 ①杞菊地黄丸,具有滋补肝肾之阴、明目的功效;②脉络宁注射液,具有清热养阴、活血化瘀的功效,10~14天为1个疗程,重症患者可连续使用2~3个疗程。

(二)中脏腑

分闭证和脱证。前者分为痰火闭窍、风火闭窍和痰湿蒙窍。后者主要是元气衰败。

1.痰火闭窍 ①《局方》至宝丹,具有开窍化浊、清热解毒的功效;②安宫牛黄丸,具有清热解毒、镇惊开窍的功效。

2.风火闭窍 ①天麻钩藤颗粒,具有平肝息风、清热活血、补益肝肾的功效;②安宫牛黄丸;③紫雪散,具有清热解毒、止痉开窍的功效。

3.痰湿蒙窍 可用苏合香丸,具有芳香开窍、行气止痛的功效。

4.元气衰败 可用参附注射液,具有回阳救逆、益气固脱的功效。

(三)恢复期和后遗症期

1.瘀血阻络 可用银杏叶制剂,具有改善脑部血液循环的功效。

2.气虚血瘀、风痰阻络 ①大活络丸,具有祛风止痛、除湿豁痰、舒筋活络的功效;②消栓再造丸,具有活血化瘀、息风通络、补气养血的功效;③偏瘫复原丸,具有补气活血、祛风化痰的功效;④华佗再造丸,具有活血化瘀、化痰通络的功效;⑤人参再造丸,具有益气养血、祛风化痰、活血通络的功效。

第三节
常用的中药单体成分

1.人参皂苷Rb_1 现代药理学研究表明,人参皂苷是人参的主要活性成分。人参皂苷Rb_1是人参皂苷单体中的一类,通常是从干燥的人参根中提取得到的一种活性物质,属于四环三萜皂苷,具有中枢神经抑制和安定作用,对缺血再灌注脑组织损伤有较好的保护作用,能够有效地减轻脑水肿和梗死面积,减少细胞凋亡。

2.羟基红花黄色素A 羟基红花黄色素A(HSYA)是红花药理功效最

有效的水溶性成分，具有抑制血小板激活因子诱发血小板聚集与释放，以及竞争性地抑制血小板活化因子与血小板受体结合的功能，其对于缺血性脑卒中的保护作用已被众多基础研究所证实。HSYA具有抗脑缺血损伤、保护线粒体、抗氧化损伤、保护血脑屏障、抑制神经细胞自噬、抗帕金森病、改善认知等功能。研究发现，HSYA对多种脑缺血损伤模型及神经细胞缺氧模型有神经保护作用，能减少神经细胞凋亡，缩小脑梗死面积，减轻神经缺损评分。Ⅱ期临床研究显示，给急性缺血性脑卒中患者静脉滴注HSYA注射液14天，可以明显改善其神经症状评分。

3. 黄芪甲苷 黄芪甲苷作为黄芪的主要活性成分，具有降低血糖、保护组织器官、调节机体免疫力、抗细胞凋亡和抗炎抗病毒等多方面的药理作用。最近研究表明，黄芪甲苷能够提高外周免疫并具有神经保护功效，对脑缺血损伤有明显的保护作用。

4. 葛根素 葛根素是从中药葛根中分离出的异黄酮类衍生物，是葛根的主要活性成分，具有保护心脑血管、保护神经细胞、降血压、降血糖、抗肿瘤、提高免疫力、调控骨代谢等药理作用。葛根素具有抗脑缺血的神经保护作用，能够增加脑血流，降低血管阻力。研究发现，葛根素在一定剂量范围内可降低脑缺血再灌注小鼠病变脑组织含水量，减少梗死体积。葛根素对大鼠脑缺血再灌注损伤具有明显的保护作用，表现为脑梗死面积缩小，LC3-Ⅱ/LC3-Ⅰ降低，P62表达升高，其机制可能与下调JNK信号通路抑制自噬有关。

5. 三七总皂苷 三七总皂苷为三七的主根或根茎经加工制成的总皂苷，是中药三七中的有效活性成分。三七总皂苷具有减轻氧化应激损伤、改善能量代谢紊乱、抑制炎症反应、抑制细胞凋亡、扩张脑血管及保护血脑屏障等作用。保护血脑屏障主要表现在能够减少血脑屏障损伤，生成新的毛细血管，从而缓解梗死引起的脑部损伤，其机制与内源性抗氧化能力和激活Nrf2信号通路相关。另外，三七总皂苷还具有抗脑缺血或缺血再灌注损伤的功能。

6. 川芎嗪 川芎嗪为川芎的主要活性物质，临床上被广泛用于治疗心脑血管、肾脏、呼吸系统、消化系统等疾病。既往研究证实，川芎嗪具有抗血栓、抗缺血再灌注损伤、保护心脑血管系统、改善脑循环、减轻神经元和微血管内皮细胞损伤、改善神经体征、短期改善完全性脑缺血等多方面的药理作用。此外，川芎嗪还具有抗肿瘤、镇痛、解毒等生物活性。当神经细胞缺血再灌注损伤时，应用川芎嗪可对其进行有效治疗。研究表明，在实验鼠大脑缺血再灌注4小时内，应用川芎嗪对其进行治疗，可有效减轻实验鼠脑缺血再灌注损伤。另有专家表示，川芎嗪可以有效地缩小大脑中因动脉闭塞而导致的梗死面积，促进因为缺血而导致的细胞分化和增生。此外，川芎嗪之所以被认为是有效的神经保护药物，是因为它在周围的环境中性质较为稳定，在血脑屏障或者是血眼屏障的保护下，能够对中枢神经系统和周边的神经起到很好的保护作用。

参考文献

[1] 唐潇然，张向阳，崔艺馨，等.《黄帝内经》象思维视域下的中风病辨治思路探讨［J］.中医学报，2023，38（10）：2064-2068.

[2] 黄琛凯，陈卫银，陈湘东，等.中药治疗急性缺血性脑卒中临床药物选择［J］.医学理论与实践，2018，31（17）：2558-2561.

[3] 邓小嫚，彭拥军.针灸干预缺血性脑卒中的真实世界研究进展［J］.时珍国医国药，2023，34（8）：1956-1959.

[4] 刘美娟，罗静，黄珍珠，等.推拿联合针刺对中风病人日常生活能力及肢体功能的影响［J］.全科护理，2023，21（30）：4265-4267.

[5] 杨承芝.缺血性脑血管病的中成药治疗（一）［J］.中国执业药师，2007（11）：51-53.

[6] 杨承芝.缺血性脑血管病的中成药治疗（二）［J］.中国执业药师，2007（12）：51-53.

[7] 杨承芝.缺血性脑血管病的中成药治疗（三）［J］.中国执业药师，2008（1）：50-52.

[8] 吕燕妮，付龙生，温金华，等.4种中药单体对小鼠脑缺血再灌注损伤的神经保护作用及机制研究［J］.国际中医中药杂志，2016，38（10）：908-913.

[9] 邹莹香，李世春，王志菲.黄芪甲苷对脑缺血小鼠外周免疫抑制作用的影响［J］.中国中医药信息杂志，2021，28（5）：55-59.

[10] 曹国胜，王光忠，刘艳菊.中药三七防治缺血性脑血管疾病的研究进

展[J].湖北中医杂志,2021,43(11):63-66.

[11] 郭景仙,陈菲,庄伟,等.含毒性成分中成药安脑丸的合理应用[J].中成药,2014,36(8):3.

[12] 李勤,李秉芝,刘宏.川芎嗪注射液的药理作用和临床应用[J].医学综述,2009,15(9):1402-1405.

[13] 张伯礼,吴勉华.中医内科学[M].北京:中国中医药出版社,2017:127-134.

[14] 方立琛,高小亮,武明媚.人参皂苷Rd在神经损伤中的保护作用[J].神经损伤与功能重建,2020,15(2):108-110,122.

[15] 刘睿,李迪,李勇.人参皂苷药理作用研究进展[J].中国食物与营养,2017,23(10):68-72.

[16] 牛芬溪,刘悦,刘雅楠,等.羟基红花黄色素A的药理作用及研究进展[J].中国药学杂志,2021,56(17):1372-1377.

[17] 王绍鹏,杨光远,林鸿扬,等.黄芪甲苷的药理作用研究进展[J].广东化工,2021,48(24):48-49,44.

[18] 曹盼,张樱山,魏学明,等.葛根素药理作用研究新进展[J].中成药,2021,43(8):2130-2134.

[19] 梁晓莲,刘纤纤,李文莉,等.三七总皂苷药理作用及临床应用研究进展[J].湖北农业科学,2021,60(6):15-19.

[20] 黄依丹,成嘉欣,石颖,等.近五年三七化学成分、色谱分析、三七提取物和药理活性的研究进展[J].中国中药杂志,2022,47(10):2584-2596.

[21] 姜宇懋,王丹巧.川芎嗪药理作用研究进展[J].中国现代中药,2016,18(10):1364-1370.

[22] 吴海明,卓晓晖.川芎嗪用于心脑血管的药理作用及临床应用研究进展[J].临床医药文献电子杂志,2015,2(9):1683,1686.

[23] 王耀顷,曹健.李可治疗中风经验[J].湖北中医杂志,2015,37(1):30-31.

07 第七章

缺血性脑血管病的康复

缺血性脑血管病是一种由于脑部血液供应不足导致脑组织损害的严重神经系统疾病。康复治疗对于提高缺血性脑血管病患者生活质量和最大程度地恢复其功能至关重要。

随着对缺血性脑血管病研究的深入，个体化康复计划和综合康复模式已经成为新的康复策略。综合考虑患者的病情、身体状况、康复需求、生活背景，甚至患者的遗传特征，应用中医望、闻、问、切四诊合参的诊断方法、西医检查结果，借鉴中医的整体观念和辨证论治原则，结合人工智能和大数据技术，针对患者的具体病情、康复进展实时调整康复计划，通过多学科团队合作制订个体化的治疗方案。综合康复模式指使用中西医药物治疗、针灸、推拿等多手段，对患者进行物理、语言、认知等多方面康复治疗，由医师、理疗师、心理咨询师等形成多学科协作的康复团队，为患者提供全方位的康复服务。该模式有望更全面地促进患者各方面的功能恢复。不仅如此，将中药治疗与现代医学疗法、针灸和物理疗法结合，如综合运用穴位注射、耳针等，可以改善患者的生理功能，缓解疼痛，促进身体的自我修复。同时，结合中医调理与康复规划，根据患者体质和气血状况，制订个性化的饮食、运动、作息等生活方式干预方案，增强患者的整体健康水平。另外，远程医疗、生物反馈技术、虚拟现实康复训练、智能辅助设备等新技术的应用，为缺血性脑血管病康复提供了多元化且便利的选择和帮助。

既往研究发现，神经再生和突触可塑性是康复期脑功能恢复的关键因素。通过药物、康复训练、针灸推拿等多个方面中西医结合治疗，有助于神经可塑。传统中药及中药单体有神经保护作用，能够减轻神经炎症、促进神经细胞的再生和修复；针对脑血管的损伤，一些西药可以通过改善血液循环来减轻缺血性损伤，从而有助于神经系统的康复；针灸和推拿不仅可以调理气血，促进血液循环，改善局部供血情况，有助于减轻缺血性损伤，还对神经系统有调节作用，依靠神经递质的释放，影响神经可塑性的过程。已有研究报道，电针百会、足三里可通过改善大鼠中枢损伤微环境，抑制RhoA/ROCK介导的神经再生抑制途径，促进轴突再生，从而减轻脑缺血再灌注损伤；川芎嗪及低分子量当归多糖/川芎嗪联合使用，可以通过调整突触结构可塑性而增强突触传递效能，改善损伤大鼠神经可塑性；5-羟色胺选择性再摄取抑制剂（SSRI）类药物可促进缺血性脑卒中患者神经功能恢复；巨刺法结合康复训练改善缺血性脑卒中神经可塑性；参芎滴丸、参麦注射液等都可通过改善神经可塑性，促进脑缺血血管病的恢复。同时，随着科技的不断进步，许多新的技术和方法被应用于中西医结合治疗缺血性脑血管病的康复中，例如干细胞治疗和神经生长因子等新技术逐渐应用于实际康复中，这些新技术可以促进受损神经的再生。此外，虚拟现实、脑机接口等技术的应用也使得神经可塑性训练更加创新和高效，能够更好地促进患者的功能恢复。

缺血性脑血管病康复期间存在诸多影响因素，对部分身体功能减退且伴有基础性疾病的老年患者存在的危险因素加以预防，对改善患者生活质量具有重要意义。常见的危险因素为高血压、便秘、失眠、吸烟史、饮酒史等，其他如胃肠功能紊乱导致营养吸收不良、肺部感染导致机体免疫力降低、空腹血糖水平过高易促使颈动脉斑块形成等也是增加脑卒中再发率、影响康复治疗结果的主要因素。因此，康复治疗期间需做好预防工作，以期降低脑血管病再发率，改善患者预后。

虽然中西医结合治疗能够在缺血性脑血管病康复过程中发挥协同作用，通过多途径的干预，在提高患者神经可塑性、促进神经系统恢复等方面有了显著的进展，但仍然面临着康复效果的不确定性、标准化康复评估的难题等挑战。未来的研究需要更深入地理解神经康复的机制，推动更创新、个性化康复方案的发展。总体而言，缺血性脑血管病康复研究正朝着更全面、创新和个体化的方向发展。

第一节
西医康复疗法

缺血性脑血管病具有发病率高、致残率高的特点，为了提高存活患者的生活能力和质量，应对患者进行早期、规律、有效的康复治疗。缺血性脑血管病早期康复治疗主要是运动功能的康复，其目的在于预防临床常见的关节挛缩、肌肉萎缩、肌力低下、骨质疏松与直立性低血压等废用综合征表现，为日后的正规康复治疗创造条件。病情恢复过程中主要应预防误用综合征。在临床上常出现多数患者未按脑卒中后偏瘫恢复六个阶段的规律进行运动康复的现象，患者及其家属的求治心切与医生的不适当指导，导致患者还没有站稳就急于练习行走、进行肌力训练，因而使用方法不当或运动过量，容易造成关节半脱位、变形或不稳定，特别是患者行走呈异常运动模式如划圈步态，给以后的正规康复造成极大困难。因此，在具体的康复过程中应该严格按照Brunnstrom偏瘫恢复六个阶段的学说进行康复治疗。

瑞典学者Brunnstrom揭示了中枢性瘫痪具有与周围性瘫痪不同的独特的规律，提出中枢性瘫痪是运动模式质的改变，而周围性瘫痪是肌力量的改变。Brunnstrom学说将偏瘫的恢复分为六个阶段，是评定中风偏瘫的标准。第一阶段为急性发作后，患侧肢体失去控制，运动功能完全丧失，称为弛缓阶段；第二阶段为随着病情的控制，患肢开始出现运动，而这种运动伴随着痉挛、联合反应和联带运动，称为痉挛阶段；第三阶段为痉挛进一步加重，患肢可以完成随意运动，但由始至终贯穿着联带运动的特点，称为联带运动阶段；第四阶段为痉挛程度开始减轻，运动模式开始脱离联带运动的控制，出现部分分离运动的组合，称为部分分离阶段；第五阶段为运动逐渐失去联带运动的控制，出现了难度较大的分离运动的组合，称为分离运动阶段；第六阶段由于痉挛的消失，各关节均可完成随意的运动，协调性与速度均接近正常，称为正常阶段。

根据Brunnstrom学说，临床上可以将缺血性脑血管病的康复分为如下阶段。

一、早期康复

早期康复是指发病后的2周内，相当于Brunnstrom学说的第一、二阶段。只要患者神志清楚，生命体征平稳，神经体征48小时不再进展，即可开始康复治疗。这样可以避免影响康复进程中合并症的发生，争取功能尽快改善。

1.注意维持良好的肢体位置 即争取对抗痉挛的体位，可采取健侧卧位、仰卧位和短时间的患侧卧位。

2.体位变换 发病初期，患肢无法活动时，每2小时1次的被动翻身，可防止压疮，辅助翻身和主动翻身则可提高患者的自理能力。为防止脑部损害的发生，忌做颈部屈曲与伸展。膝、髋关节屈曲，双手Bobath式握手，并向前上方伸直上肢，借双上肢摆动之势翻向侧卧位。

3. 关节的被动活动 发病之日起，如患者不能在床上主动活动，应做被动肢体活动，1日2次。活动的肢体要完全放松，使关节活动充分，但以不引起关节疼痛为原则。肩关节因仅靠较脆弱的韧带支持，易发生损伤及半脱位，因此，肩关节的被动活动范围控制在正常活动范围的50%为宜。

4. 坐位训练 坐位训练在病后3~5天即可进行，利用病床升降斜靠背，取低位开始，30°、45°、60°、80°，每2~3天增加1次，每天持续5~10分钟，如能在90°坐位维持30分钟以上，则可开始进行轮椅坐位训练。在坐起时，双上肢可放在床前移动桌上或平板上。

5. 床上动作训练 主要包括床上移动训练、搭桥训练、坐起训练及坐位平衡训练、肢体控制能力训练、躯干活动训练等。

6. 高压氧疗法 如颅脑损伤一样，高压氧疗法对缺血性脑血管病的康复有一定的疗效。

7. 针灸、中药治疗 此病在中医学中属中风范畴，病位在脑，常涉及心、肝、肾、脾，因气血逆乱，致脑脉痹阻或血溢脉外。治疗上可利用平肝息风、清化瘀热、化痰通腑、活血通络、醒神开窍、养阴息风、益气活血等法，因人而宜地进行辨证用药。针灸治疗缺血性脑血管病有较好的疗效，可选择头皮针、体针、电针、耳针等。

8. 物理治疗 包括生物反馈、脑反射治疗、血管内氦氖激光治疗等。

9. 日常生活能力练习 鼓励患者自己的事尽量自己完成，如刷牙、洗脸、吃饭、穿衣服等，可利用健手或健手带患手完成。

二、中期康复

脑血管意外的中期以肌痉挛为特征，如肌张力增高、腱反射亢进，表现为上肢屈曲内收位、下肢伸展外旋位。此期不积极治疗将导致关节挛缩、变形、肌肉萎缩，并长期存在异常运动模式。

1. 利用抑制性体位打破痉挛模式 可用姿势反射法，如紧张性反射，仰卧位时可抑制屈肌痉挛，俯卧位时又抑制伸肌痉挛，又如非对称性紧张性颈反射，要充分利用这些反射进行康复训练。

2. 肌肉牵张法 对痉挛患者常利用牵张法，以抑制痉挛、刺激主动运动。在训练时通过牵张使肌肉放松，被动运动不再有阻力时，可鼓励患者做主动运动。

3. 偏瘫体操 体操训练是指使上肢以伸展为主、下肢以屈曲为主的康复疗法，可抑制痉挛，诱发和促进分离运动。

4. 物理疗法 可用湿热疗法、寒冷疗法、振动疗法。湿热疗法有温水疗法、湿热敷等，具有抑制痉挛、促进血液循环和止痛作用。

5. 药物治疗 主要抗痉挛药物有巴氯芬，可以从小剂量开始逐渐增加，服后对肌痉挛有改善，但副作用有嗜睡、无力、头晕、恶心等。安定、硝苯呋海因也可缓解痉挛，但效果不佳。

6. 肢体及躯干的控制和平衡能力练习 可做肢体控制能力及骨盆控制躯干旋转活动等练习，并要做坐位、站位的平衡练习，以增加身体的协调性。

7. 促进手臂功能的恢复 手臂的痉挛可使患者出现明显的联合反应，以痉挛模式强烈地屈曲，从而影响患者步行及平衡反应，严重地干扰日常生活活动。因此，可通过作业疗法被动的牵引或健侧带患侧的运动，如滚桶、沙磨板、木钉盘等以抑制痉挛。

8. 行走训练 包括站立相的训练，如腿静态负重、动态负重及迈步相的练习，可从由人帮忙到借助支具到完全独立。在行走时要注意保护膝部，不要使其膝过伸、反张及足下垂内翻。

9. 矫形器使用 由于手指痉挛严重，可用分指板使患者手指伸展及外展进行牵张。下肢痉挛明显出现足下垂、踝内翻时，可利用弹力绷带以维持足背屈，防止内翻。必要时可用踝足矫形器保护关节的稳定性，防止足内翻，减轻痉挛。

三、第三期训练

相当于 Brunnstrom 学说的第五、六阶段。这一期训练的主要目标是改善肢体的运动功能，促进出现较充分的分离运动，使运动模式接近正常化。

1. 肢体的主动性、协调控制能力的训练 如可用下肢踏步器、平衡板、固定自行车等进行训练。上肢可以用肩关节旋转器、腕关节旋转器和前臂旋转器进行训练，还可用铁棍插盘、打字机等进行精细运动训练。增强步行能力的训练和日常生活活动能力的训练，如进食、洗脸、刷牙、洗澡、如厕、上下楼梯等，以进一步提高生活质量。

2. 文体训练、体操训练 通过视觉、听觉、触觉的代偿，一方面确认身体的位置、动作，另一方面反复进行运动，并从简单训练到复杂训练渐进性进行，以促进肢体的恢复。

3.感觉障碍的康复　本体感觉的恢复可通过牵张肌腱、挤压关节囊来恢复。如有皮质感觉障碍，可反复训练患者触摸各种形态与质地的物体，来提高分辨能力。

四、常见并发症的预防与康复治疗

缺血性脑血管病常见并发症有肩关节半脱位、肩手综合征、肩痛、言语障碍、认知功能障碍、压疮、下肢静脉血栓等。可进行下列针对性的训练和康复治疗。

1.肩关节半脱位　在坐起时将患手放置在桌子上或轮椅托板上，或使用肩颈腕吊带，或每天不断将患肢上举过头；平卧时应在肩部垫枕头，使肩关节向前突出。在不损伤肩关节及周围组织的条件下，被动地做无痛性全关节活动，刺激肩关节周围，可让患肢负重、挤压肩关节，以增加肩周肌肉的活动性。

2.肩手综合征　又称反射性交感神经营养不良综合征。是缺血性脑血管病后突然出现的以手肿、疼痛为特征的继发性并发症，常在患病后1~3个月内发生。治疗：①注意体位摆放，即伸展掌指关节，避免腕掌屈位，坐轮椅时可将手放在椅子托板上，并尽可能使腕关节处于适度的背屈位；②向心性压迫缠绕法，即取直径1~2mm的线绳从手指的远端向近端缠绕，每个手指都缠绕一遍后，最后缠绕手掌、至腕关节；③冰水疗法，即冰与水按2∶1混合放在容器中，将患者的手浸泡3次，每次时间以患者能耐受为宜，两次浸泡之间要有一定间隔；④主动和被动运动。

3.言语障碍　语言康复训练越早越好，主要目的是提高患者的语言理解和表达能力，即提高听力理解能力、阅读理解能力、语言书写能力、言语表达能力、手势表达能力及社会交往能力。

（1）刺激促通法：其中传统的刺激法由Schell创立。多年来，众多语言治疗学者进一步丰富和发展了刺激法，现已成为失语症的各种治疗方法的基础。刺激法的6个原则是：①适当的语言刺激，指根据失语症的类型和程度，反复使用患者易接受的和蔼的语言；②多途径的语言刺激，指多输入途径，如给予听刺激的同时给予视、触、嗅等刺激（实物），比单一刺激（如彩色图片）的正确反应率高；③反复刺激，指1次刺激得不到正确反应时，反复刺激可提高其反应性；④刺激引出相应反应，指患者对刺激产生如用手指示、复述读音、说话、写字等反应，由刺激到反应到刺激反馈回路，促进下一个反应；⑤选择引出的反应，给予强化，当患者对刺激反应正确时给予表扬鼓励，即正面强化；⑥矫正刺激，指对错误反应，可以忽略沉默，或立即转入下一个内容，也可指出错在哪里，并说明正确反应，但不应强调矫正，避免患者产生抵触情绪、增加患者心理负担。在训练中还须注意：给予刺激的长度和复杂性要适宜，提示的速度不要过快，选择患者感兴趣的刺激材料，优先选用常用的日常用语词。在反复刺激的同时，应注意避免陷入单调。

（2）阻断去除法：①单纯法，如对有呼名障碍而听力理解相对好的命名性失语者，将练习呼名的目标词夹在一系列的词语中进行听刺激后，诱使患者将以前不能呼名的目标词呼出，此为正反应；②连锁法，指对保留了朗读和词语临摹功能的混合性失语患者，以词语的抄写和朗读为前刺激，逐次进行去除呼名到复述到听写的语言形式的阻断。一般来说，单纯法见效快，但持续时间短，而连锁法因多种功能参与，效果好，且维持时间长。

4. 认知功能损伤 需给予患者视、听、触等刺激，同时辅以一定的药物，如静脉滴注尼莫地平、吡拉西坦，可使脑卒中患者的脑功能明显改善、记忆力提高，有利于认知功能的康复。

5. 心理障碍 缺血性脑血管病具有病死率高、复发率高、恢复期长的特点，患者通常有孤独感、抑郁、焦虑、恐惧、发怒、猜疑、悲观和社会隔离感等心理障碍，如脑卒中后焦虑、脑卒中后抑郁或二者共病，故在进行其他康复治疗外，还应特别注重心理障碍的治疗。

缺血性脑血管病后人格改变、情感反应迟钝或平淡、明显的易激惹、情感反应刻板、缺乏灵活性、人格衰退，是进行性痴呆的前奏。如能及时治疗，亦可康复。在治疗过程中配合音乐治疗可使患者改善心境、稳定情绪并提高生活质量，促进其康复，有利于提高疗效，防治再发。

6. 压疮 定时翻身（1次/2h），搬动时要把其身体完全抬起来以避免擦伤皮肤；早期进行下肢、足踝部被动运动。对已出现的压疮应及时解除压迫，处理疮面，进行紫外线治疗，增加营养，必要时考虑外科治疗。

7. 下肢深静脉血栓 常用的预防方法有：①卧床时抬高下肢，穿压力长筒袜；②对主动活动差者进行下肢肌肉功能性电刺激，对已出现下肢深静脉血栓者可采用药物溶栓治疗、血管外科手术治疗及介入治疗。

第二节 中医康复疗法

缺血性脑血管病的后遗症期可以采用针灸、推拿等疗法，以促进患者机体功能康复，降低病残率。针灸疗法、刮痧疗法、推拿疗法、拔罐疗法等是中医康复治疗中最重要的组成部分，对于促进缺血性脑血管病各项功能的恢复有卓越的成效。

一、针灸疗法

针灸可以有效地对气血、经络、关节等进行调节。针灸治疗中风疗效较为满意，尤其对神经功能的康复有促进作用，治疗越早效果越好。同时，在治疗期间应配合相关功能锻炼。针灸常用补健侧、泻患侧针法，取穴以手足阳明经为主。在大脑皮层，中枢神经系统是交叉支配的，针刺偏瘫患者的健侧头皮，能够对脑血管侧支循环的建立起到促进作用，增加脑血流量，对甲皱微循环同样具有促进作用，可以有效改善脑组织电生理活动，对生化指标异常、血液状态、抗氧化等具有改善和调节的作用。

1.**急性期** 上肢选穴：肩井、肩髎、曲池、手三里、外关、合谷、三间、尺泽、曲泽、内关、大陵。操作方法：每次3～5穴，平补平泻法，得气后留针30分钟。

下肢选穴：环跳、风市、伏兔、阳陵泉、足三里、悬钟、昆仑、丘墟、三阴交、委中、曲泉、阴陵泉、商丘。操作方法：每次3～5穴，平补平泻法，得气后留针30分钟。

每日或隔日1次，15天为一疗程间隔，间隔1～2周进行下一疗程。

穴位加减：肝阳暴亢加太冲、太溪；风痰阻络加丰隆、合谷；痰热腑实加曲池、内庭、丰隆；气虚血瘀加气海、血海；阴虚风动加太溪、风池；口角㖞斜加地仓、颊车；头晕加风池、完骨、天柱；足内翻加绝骨、丘墟（透照海）；足外翻加中封、太溪；足下垂加解溪、胫下；便秘加丰隆、支沟；尿失禁、尿潴留加中极、关元、曲骨。

注意事项：过度饥饿、疲劳、体虚者等禁止针灸。

2. 恢复期 恢复期的患者，由于肌张力逐渐增高，可采用拮抗肌肉位置取穴的方法。

上肢选穴：天井、清冷渊、四渎、三阳络。

下肢选穴：殷门、委阳、合阳、承山。

每日或隔日1次，15天为一疗程，也可选用头针疗法。

穴位加减：闭证加十二井、合谷、太冲；脱证加关元、气海、神阙。

注意事项：同"急性期"。

3. 后遗症期 后遗症期针灸治疗只需在恢复期治疗的基础上加用补虚扶正的穴位，如太溪、关元、神门、心俞、肝俞、肾俞、气海等。

此外，可以采用以下治疗：

（1）随症选穴：若脑卒中患者伴有痴呆现象，选用百会、神门、四神聪等穴位；伴有吞咽困难，选用内关、翳风、廉泉等穴位；伴有言语不利，选用玉液、金津进行刺络放血，并刺内关、通里、廉泉、三阴交等穴位；伴有口角㖞斜，针刺地仓、颊车、风池、翳风、太冲、合谷等穴位。

（2）头针法：选顶颞前斜线、顶旁1线及顶旁2线，毫针平刺入头皮下，快速捻转2~3分钟，每次留针30分钟，留针期间反复捻转2~3次。行针后鼓励患者活动肢体。

（3）电针法：在患侧上、下肢体各取2个穴位，针刺得气后接通电针仪，以患者肌肉微颤为度，每次通电20分钟。

（4）耳针法：取脑点、皮质下、肝、三焦，毫针刺，中等刺激强度，日1次，有中风后遗症者隔日刺1次，每次留针30分钟，亦可用王不留行贴压。

二、刮痧疗法

刮痧疗法可用于中风后遗症期的康复。

选取穴位：督脉（哑门、天柱穴至腰俞）、两侧膀胱经（胸1~骶4）、肩髃、曲池、手三里、阳池、合谷、环跳、阳陵泉、悬钟、髀关、伏兔、足三里、解溪、太冲、十宣、委中。

操作方法：采用直接刮法。在施术部位涂上刮痧介质，然后用刮痧工具直接接触患者皮肤，在体表的特定部位反复进行刮拭，至皮下呈现痧痕为止。解溪穴采用拇指揉法，以局部酸胀为度；十宣穴和委中穴用小号三棱针进行点刺，挤出5~7滴血；足三里亦用中号三棱针点刺，可以不出血。

工具：采用水牛角刮痧板，介质采用红花油。

注意事项：对痉挛的患者手法要轻，以防造成皮肤破损。有压疮的位置不能进行刮治。

三、推拿疗法

推拿治疗主要适用于中经络和缺血性脑血管病后遗症期患者，以疏通经脉、调和气血、促进功能的恢复为原则，对痉挛的缓解有很明显的效果。

常用手法为擦、摇、拿、捏、揉、按、摩等，主要在患侧肢体实施，同时配合背部腧穴点按，一般10次一疗程。推拿的部位主要以头面部、上肢、腰背及下肢部位的穴位为主。能够达到疏通经络、通利关节、强壮筋骨、恢复功能的作用。在肢体完全无自主运动阶段，推拿和被动活动十分重要。

头部取穴：百会、睛明、阳白、鱼腰、太阳、四白、迎香、颊车、下关等。操作方法：患者取坐位，放松头部，取按法，先往返面部穴位1~2遍，后按百会穴1分钟，并从百会横行推到头部，往返数次，强度要大，以微有胀痛感为宜；揉风池穴1分钟，同时用掌根轻柔痉挛一侧的面部。

上肢选穴：肩髃、臂臑、曲池、手三里、合谷等。操作方法：患者取仰卧位，放松全身，上肢穴位采用指按法，力度逐渐加重，每穴按摩3~5秒。然后予以揉法，从肢体远端逐渐向近端往返3~5遍。按摩手部穴位时每穴点按3~5秒。

下肢选穴：足三里、阳陵泉、三阴交、委中、上巨虚、丰隆、太冲、绝骨等。操作方法：患者取仰卧位，放松全身，用指按法，从轻至重刺激3~5秒，然后采用揉法由远至近往返3~5遍。

背部选穴：肺俞、脾俞、胃俞、肾俞、三焦俞、大肠俞等。操作方法：患者取俯卧位，医者站于一侧，按揉其后背，先由上向下点压后背夹脊穴，后按揉上述背俞穴，自上而下操作2~3遍。

穴位加减：便秘者加大肠俞、天枢、支沟、商阳、迎香等穴，每次2~3分钟，推手阳明大肠经，从肩髃沿手阳明大肠经循行路线推至商阳，每次5~10分钟；吞咽障碍者加风池、风府、金津、廉泉、颈百劳、玉液、太冲等穴，每次1~2分钟。

注意事项：进行推拿治疗前，首先要对患者的具体情况进行分析，制订出合适的治疗方案并认真执行。先用摩法，逐渐改用揉法，手法要平稳，由轻而重,先上后下以促进气血通行。推拿治疗过程中需要时刻注意避免加重患肢痉挛,不能使用重手法对患者的患侧上肢屈肌、下肢伸肌进行刺激。应采用较轻的手法进行躯干肌的推拿治疗。

四、拔罐疗法

选取穴位:臂臑、曲池、阳池、秩边、环跳、阳陵泉、丘墟。

操作方法:患者取舒适体位,上述穴位每次分别从上、下肢各选1~2穴,选大小适宜之火罐,用闪火法或投火法,将罐吸拔于所选穴位上,留罐10分钟。日1次,适用于多种中风后遗症。

注意事项:皮肤有过敏、溃疡、水肿者,及大血管分布部位,不宜拔罐。

上述疗法被广泛地应用于缺血性脑血管病后遗症的治疗,具有操作简单、疗效好、不良反应少等优势,且给患者造成的痛苦相对较少,价格也实惠。它们是缺血性脑血管病康复治疗的主要手段。

此外,在康复治疗期间,患者需要注意保持情绪舒畅和稳定,遵循医嘱,饮食宜清淡,配合中药内服。亦可在医生的指导下进行八段锦练习等,持之以恒,多能收到较好的疗效。

参考文献

[1] 潘小龙,孙世标,魏智慧,等.中药联合骨髓间充质干细胞治疗缺血性脑卒中作用及机制研究进展[J].中国实验方剂学杂志,2022,28(15):248-258.

[2] 付小丽,潘倩,杨梦玲,等.耳针辅助治疗老年缺血性脑卒中合并原发性失眠患者的效果[J].中国疗养医学,2023,32(7):731-734.

[3] 陈素辉.电针百会、足三里对脑缺血再灌注损伤大鼠髓鞘相关抑制因子介导的RhoA/ROCK神经再生通路的影响[D].北京:北京协和医学院,2021.

[4] 蔺俊斌.当归多糖/川芎嗪对脑缺血再灌注损伤大鼠神经可塑性的作用[D].武汉:武汉大学,2018.

[5] 潘小玲,陈红芳.SSRI类药物促进缺血性脑卒中患者神经功能恢复

[J]. 心脑血管病防治, 2014, 14 (5): 418-420.

[6] 卿鹏. 巨刺法结合康复训练对缺血性脑卒中后神经可塑性的影响研究 [D]. 广州: 广州中医药大学, 2012.

[7] 马岱朝. 参芎滴丸对大鼠脑缺血再灌注后神经可塑性影响的机制研究 [D]. 成都: 成都中医药大学, 2012.

[8] 纪红, 许莉莎, 宫为大, 等. 老年缺血性脑卒中患者康复治疗效果的影响因素 [J]. 中国老年学杂志, 2020, 40 (11): 2270-2273.

[9] 张莹, 方岩, 王遂山, 等. 影响中老年缺血性脑卒中患者远期生活质量的多因素分析 [J]. 中华老年医学杂志, 2017, 36 (1): 32-36.

[10] 文丽佳, 杨丽, 贺萌. 老年脑卒中患者的康复需求及影响因素研究 [J]. 中国康复, 2019, 34 (2): 72-74.

[11] 武洋, 高波, 钟珊珊, 等. 脑卒中再住院患者健康生活方式现状及影响因素分析 [J]. 护理学杂志, 2018, 33 (14): 29-31.

[12] 吕涌涛. 缺血性脑血管病的早期康复治疗 [J]. 山东医药, 2000 (1): 41-42.

[13] 陈金宝. 康复护理学 [M]. 上海: 上海科学技术出版社, 2016.

[14] 高根德. 中西医结合康复医学 [M]. 北京: 中国中医药出版社, 2005.

[15] 王汝玲, 吴玫玫, 章芳, 等. 穴位按摩联合家庭护理对中风偏瘫患者肢体功能康复的影响 [J]. 中国民间疗法, 2021, 29 (14): 96-99.

[16] 梁繁荣, 王华. 针灸学 [M]. 北京: 中国中医药出版社, 2016.

[17] 强刚, 刘茜. 针灸推拿概要 [M]. 北京: 人民军医出版社, 2008.

08

第八章

缺血性脑血管病的预防和复发预测

缺血性脑血管病是一种常见的神经系统疾病，综合运用中医的传统治疗和西医的现代医学手段，可以更全面地考虑患者的个体差异和整体状况，在缺血性脑血管病的三级预防中发挥重要作用。缺血性脑血管病的预防涉及多个方面，包括调整生活方式预防的未病先防，患病早期药物干预以减轻病症、防止病情进展和并发症的既病防变，患病后期改善康复、防止疾病复发的瘥后防复3个方面。

一、未病先防

首先，为健康教育与监测。开展具有针对性、组织化的公众健康教育，提高公众对缺血性脑血管病的认识水平及高危人群对疾病预防的依从性。监测高危人群，包括高血压人群、糖尿病人群、血脂异常人群、高同型半胱氨酸血症人群等。根据风险评估，风险高者应增加监测的频率。

其次，为生活方式干预。针对不同人群进行合理的膳食指导，适度的运动、良好的作息习惯等都有助于降低患脑部血管疾病的风险；戒烟、限酒、控制体重、适当的心理调摄将有助于建立积极心态，预防脑血管事件的发生。

最后，为药物与非药物途径改善基础病。对不同体质人群，通过辨证论治给予中药，调和阴阳；针灸、拔罐、刮痧、穴位贴敷、耳穴等方式及早干预原发性失眠、高血压、偏头痛、血脂异常、糖尿病等。中医强调的"治未病"理念与现代健康管理理念相结合，可以帮助人们建立健康的生活方式，从而降低脑血管疾病的发生率。

二、既病防变

应针对缺血性脑血管病进行积极治疗，以防止病情加重及并发症的发生。西医治疗主要以药物治疗、介入治疗及外科治疗为主，针对病因、发病机制、病理进行治疗，并对出现的并发症、合并症等进行及时的处理，尽早进行康复治疗等。中医通过辨证论治根据急性期（中经络、中脏腑）、恢复期不同证候类型选择相应的治法方药。结合中西医的治疗理念，可更加灵活地选用药物。西药和中药联合应用，以降低单种治疗方式的副作用，提高治疗效果，如抗血小板药物与活血化瘀、通络中药相结合，协同降低血栓形成的风险；应用中药注射液以更快发挥疗效，常用的有红花类制剂如红花黄色素注射液、银杏叶类制剂如银杏二萜内酯葡萄糖注射液，以及参附注射液等。

缺血性脑血管病发生后，除保证基本的营养支持与情志调护外，推荐非药物疗法辅助治疗。根据中经络、中脏腑辨证选穴针刺，以及推拿、熏洗、耳穴贴压、艾灸、穴位贴敷、拔罐等非药物治疗，减少并发症发生，以改善预后。传统功法八段锦可以使偏瘫侧肢体的感觉、肌张力、肌肉运动控制能力得到改善，促进大脑恢复，改善患者的神经功能缺损评分；五禽戏、太极拳配合常规康复训练，可改善患者Fugl-Meyer运动功能评分；针灸、易筋经联合治疗有助于改善脑卒中患者的肢体运动功能、提高日常生活活动能力和独立生活水平。

三、瘥后防复

与未病先防的方式相同，通过专病门诊教育、电视、网络平台、科普书等形式开展针对性脑血管病的护理和康复指导，加强健康教育与心理调摄；调整生活方式，饮食宜清淡，适当饮水，保持二便通畅；康复期患者可增加太极拳、八段锦、五禽戏、易筋经等传统功法训练，以提高患者的运动功能和日常生活的活动能力；对基础疾病规范化诊疗；建立健康档案，按照高危人群的危险因素进行分层管理、随访与监测。

综上所述，对缺血性脑血管病的预防是一个综合性、个体化的过程，通过综合运用中、西医学的优势，可以更全面、科学地管理缺血性脑血管病患者，提高患者的生活质量和康复效果。

第一节
缺血性脑血管病的一级预防

缺血性脑血管病的一级预防，又称病因预防或初级预防，主要是针对致病因素或危险因素采取的措施，也是预防疾病的发生和消灭疾病的根本措施。对有缺血性脑血管疾病潜在危险因素的人，尽可能控制发病危险因素，从而降低疾病的发生风险。

一、个体危险因素的预防

1.年龄和性别因素　缺血性脑血管病的风险随年龄的增长而逐年增加。55岁以后，这种风险每10年增加1倍，男性的患病率比女性高1.25倍。

2.预防高血压　高血压会损伤血管内皮，促使附壁血栓形成，也增加了小的薄壁穿动脉破裂的可能性。降压治疗的根本目的在于降低脑卒中的发生或复发和其他主要血管事件。

3.预防糖尿病　缺血性脑血管疾病是2型糖尿病的常见并发症。糖尿病患者发生缺血性脑血管疾病的风险比正常人高1.8~6倍。血糖代谢异常的同时，导致血脂及蛋白质的代谢紊乱，促进形成糖尿病性血管病变，并加速动脉硬化过程，造成缺血性脑血管病形成。控制血糖水平使其正常，是糖尿病患者预防缺血性脑血管病的重要措施。

4.预防高脂血症　血脂水平升高可加速动脉粥样硬化及斑块形成，总胆固醇和低密度脂蛋白（LDL-C）水平升高与缺血性脑血管病风险有关。降脂治疗以延缓动脉粥样硬化的发展过程，是减少缺血性脑血管病发生的重要措施。

（1）40岁以上男性和绝经后的女性应每年进行血脂检查，脑卒中高危人群建议定期（3~6个月）检测血脂。

（2）推荐他汀类药物作为首选药物，将降低LDL-C水平作为防控动脉粥样硬化性心血管疾病（ASCVD）危险的首要干预靶点。根据ASCVD风险设定LDL-C目标值：极高危者，LDL-C<1.8mmol/L；高危者，LDL-C<2.6mmol/L。LDL-C基线值较高不能达标者，LDL-C水平至少降低50%。极高危患者LDL-C基线水平如果能达标，LDL-C水平仍应降低30%左右。

5.预防颈动脉、颅内动脉硬化　颈动脉硬化及斑块形成是一种慢性进展性累及全身动脉的疾病。预防颈、颅动脉硬化的产生，可以降低缺血性脑血管病的发生风险。

（1）药物预防：临床上治疗颈、颅内动脉硬化的调脂药物种类繁多，根据药物作用机制的不同基本上可以归纳为6类：他汀类、贝特类、烟酸类、树脂类、胆固醇吸收抑制剂药物，以及其他类药物，如中药、蒙药等。

（2）手术预防：对狭窄达70%以上的患者采用CEA或CAS均可降低脑卒中的继发风险。施行CEA术短期效果优于CAS。可在18个月内降低脑卒中继发风险达17%。对于不适合做颈动脉内膜切除的患者，则推荐使用血管成形术或支架术。

6. **高同型半胱氨酸（Hcy）血症** 高同型半胱氨酸血症使得缺血性脑血管病的发生风险增加2倍。原因是Hcy诱发产生的氧自由基可以抑制血管舒张因子一氧化氮活性，造成血管痉挛，进一步减少组织血液供应。它还能加速血管平滑肌细胞DNA的合成，使血管平滑肌细胞增殖，进而加速动脉硬化形成。补充叶酸和维生素B_{12}能够降低血中Hcy水平，对缺血性脑血管病的一级预防具有重要的临床价值。但对于已发生缺血性脑血管病的患者却不能降低复发率。

7. **高纤维蛋白原血症** 近年来的研究认为，高纤维蛋白原血症也是脑卒中的一个相对独立危险因素。由于纤维蛋白原分子量大，可网络其他蛋白分子，增加血液的黏滞性，并可诱发血小板聚集，增加血栓形成的危险性。在动脉粥样硬化斑块破裂或血管壁损伤时作用尤为明显。降纤酶可以使其降解成小分子蛋白，失去原有的生理功能，而使血液的黏滞性降低。所以降纤酶可用于高纤维蛋白原血症患者缺血性脑血管病发病前的预防和发病后的治疗。

二、生活危险因素

1. **吸烟** 吸烟会增加血小板的聚集、加快凝血时间及增大黏度，会使缺血性脑血管病的风险增加大约1倍。戒烟是预防缺血性脑血管病发生的重要措施之一。

2. **饮酒** 慢性酒精中毒及酗酒是各种脑卒中亚型的危险因素，饮酒与缺血性脑血管病的风险呈J型相关，轻度饮酒为保护性因素，酗酒则增加脑卒中的风险，故应当控制酒精摄入量。

3. **运动** 运动预防脑卒中已被列入各国一级预防指南，2010年女性健康研究显示，休闲时间进行体力活动者脑卒中风险相对降低，散步时间和速度与脑卒中风险呈负相关。

4. **社会心理因素** 长期情绪压抑导致神经系统和内分泌系统失调，造成失眠、血压升高等，会促使缺血性脑血管病事件的发生。目前也有越来越多的研究认为，抑郁是缺血性脑血管病的独立危险因素之一，故应调摄情志，保持良好心态，预防疾病发生。

第二节
缺血性脑血管病的二级预防

缺血性脑血管病的二级预防，是指对已发生缺血性脑血管病的个体，通过积极控制危险因素以阻止病程进展、防止蔓延或减缓发展。主要针对发生轻型缺血性脑血管病在短期（3周）内完全恢复者，防止发生完全性脑卒中。

缺血性脑血管病复发的相关危险因素很多，包括不可干预的危险因素和可干预的危险因素。可干预的危险因素又可分为个体危险因素，如高血压、高血糖、高血脂等，以及生活危险因素，如吸烟、酗酒、肥胖、抑郁等；不可干预的危险因素有年龄、性别、种族和遗传因素等。危险因素的控制是有效的二级预防策略，是减少患者复发、致残和死亡的重要手段。对于发生过1次或多次脑卒中的患者，医务工作者所能做的就是通过尽量寻找其发生的危险因素、病因等，对之进行相应的干预，做好早诊断、早治疗的二级预防治疗。

2022年，中华医学会神经病学分会及其脑血管病学组组织相关专家在《中国缺血性脑卒中和短暂性脑缺血发作二级预防指南2014》基础上，结合8年来我国的临床实践和国内外相关的循证医学证据，制订了《中国缺血性卒中和短暂性脑缺血发作二级预防指南2022》。该指南对缺血性脑卒中和TIA二级预防的危险因素控制、病因诊断评估、针对病因的药物和非药物治疗及医疗服务质量等进行了系统更新，以期为神经科医生提供针对缺血性脑卒中和TIA合理、循证的二级预防治疗策略，从而减少我国缺血性脑卒中和TIA患者的复发、致残和死亡，降低疾病负担。

针对每条治疗措施或临床问题，新的指南首先对目前临床研究进行查询、分析与归纳评价，然后根据证据等级并结合专家共识给出推荐建议。推荐建议尽可能依据最可靠的临床研究的证据（如A级证据），缺乏高级别证据时参考当前可得到的最好证据，并充分讨论达成共识。注意兼顾疗效、风险、价格和易用性等多维因素，具有较高的临床指导意义，读者可自行查阅学习。

第三节
缺血性脑血管病的三级预防

缺血性脑血管病的三级预防是指对已患缺血性脑血管病的患者，早期、超早期治疗，降低致残程度，清除和治疗危险因素，预防并发症的发生。对已丧失劳动力或残废者，通过康复医疗促进其身心早日康复，使其恢复劳动力，病而不残或残而不废，保存其创造经济价值和社会劳动价值的能力。

缺血性脑血管病急性期病情极不稳定，随时有加重和死亡的风险，此期的临床治疗对病情的恢复有至关重要的作用，在整个病程中占有举足轻重的地位。

一、并发症的处理

缺血性脑血管病急性期的并发症有脑水肿与颅内压增高、出血转化、癫痫、吞咽困难、肺炎、排尿困难与尿路感染、深静脉血栓形成等。临床实践证明，急性期并发症是缺血性脑血管病的首要死亡原因。

针对上述并发症，临床可相应给予以下措施：卧床，避免头颈部过度扭曲、激动、用力；必要时给予脱水降低颅内压治疗；及时停用抗凝、抗栓、抗血小板药物；必要时留置胃管营养支持；预防性使用抗生素；鼓励家属尽早帮助患者被动活动，翻身拍背；必要时留置导尿；鼓励患者尽早活动、抬高患肢；病情稳定后尽快予康复治疗。在上述措施的帮助下，尽可能预防急性期的各种并发症，降低缺血性脑血管病患者的死亡率和致残率。

二、高度重视既往病史

对曾有缺血性脑血管病史者，要重视高血压、糖尿病、高脂血症、高血黏稠度的调控与不良生活习惯的改善。嘱患者避免不良生活方式，生活应有规律，戒烟限酒，荤素合理搭配，坚持长期合理的药物治疗，将体重、血压、血糖、血脂、血液黏稠度控制在一个适当的水平，防止再发。同时，还应该适当锻炼，避免因不运动导致体内脂肪堆积。

第四节
中医治未病思想的应用

一、顺时养生预防脑卒中

现代医学研究认为，脑卒中的发病与气候、季节密切相关，刘秋庭等通过对1789例缺血性脑卒中患者发病季节研究发现，本病具有明显规律性，夏季（6—8月）为发病高峰季，5月和11月发病率也明显高于其他月份。潘东霞等对10565例脑卒中患者分析，发现脑卒中发病有明显季节性，冬季好发出血性脑卒中，夏季好发缺血性脑卒中。国外有研究显示，寒冷气候尤其是气温骤降之时，人体可产生相应的生理应激反应，包括交感神经兴奋、血压高峰、血脂水平增加、血浆黏度明显变化、过度凝血和感染等，这些因素均与缺血性脑卒中的发生密切相关。因此，人们养生应顺应四时——"春生、夏长、秋收、冬藏"，外避邪气，内养正气，以增强随环境变化的适应能力，预防脑卒中的发生。

二、食疗养生预防脑卒中

高血压、高脂血症、肥胖等都是脑卒中的高危因素，这些疾病都与饮食、生活习惯密切相关。因此，合理安排饮食和健康饮食对预防脑卒中十分重要。饮食冷热适当、五味调和、无所偏嗜，可以保证机体阴阳调和，正气充足。除此之外，要做到饮食有节，合理控制进食的量和时间。

《中国居民膳食指南》中，建议食物品种的选择和摄入量应按照"膳食宝塔"来分配，最底层是需要摄入量最多的食物，然后往上依次递减，最顶层就是需要摄入量最少的食物。"宝塔"的最底层是主食类，即谷类、薯类及杂豆类；倒数第二层是蔬菜类和水果类；倒数第三层是畜肉类、鱼虾、禽类和蛋类；倒数第四层是奶类及奶制品、大豆类及坚果；顶层是油和盐。

中医认为，药食同源，合理的饮食搭配可以预防疾病的发生。在主食方面，我们要多吃低糖高膳食纤维的食物，如莜麦、荞麦、玉米面、小米、燕麦、麦麸、糙米等。在蛋白质方面，首选低脂肪高优质蛋白的食物。除此之外，脑血管疾病患者每天都要摄入足够的蔬菜，以新鲜绿叶类蔬菜为主，比如菠菜、油菜、空心菜、生菜、莴笋叶等。不伴有高血糖的患者还要多吃新鲜水果，比如橙子、柚子等。

三、情志养生预防脑卒中

中医认为，七情，即人的各种情志活动，可影响脏腑的功能、气血的运行。临床研究证实，30%的患者因情绪波动太大、过于激烈导致脑卒中；还有调查研究表明，有高度易怒特质的人，其发生出血合并缺血性脑卒中的危险性是低易怒特质人的2.82倍。因此，生活中宜注意情志调摄，对预防脑卒中的发生有重要意义。

四、运动养生预防脑卒中

中医对于中风的证型分类中有一项为"血瘀生风"，指血液瘀滞导致内生风邪引发诸症。导引、按摩、针灸可以促进新陈代谢、促进血液循环和淋巴循环、充分调动神经功能，通过神经传导增强内分泌功能，增强防病能力。近期一项Meta分析表明，在脑卒中二级预防中，运动对脑卒中患者甚至比药物治疗更有效。在中医养生理论指导下，进行适当的运动、导引、按摩，舒活筋骨，可以舒活血脉之气，增强机体抵抗力，以达到预防脑卒中的目的。

如两臂举起后自然舒展，手臂上扬过头，然后弯腰，手臂交叉，再起身舒展扬臂，反复多次，以使新鲜空气充分进入肺中，能够调畅气机，防止气机瘀滞；又如压腿按揉膝盖，常按揉足三里，同时配以手指点压风市、阴陵泉、三阴交穴，每穴5分钟，可以通利气血，防止下肢水肿。开始进行运动锻炼时，活动量要小，持续时间要短；待机体适应后，加大运动量，增加运动时间，主要以人不出现头晕、心悸、气短、出汗为原则。

第五节
缺血性脑血管病复发风险预测——危险因素

一、TIA和/或轻型缺血性脑卒中的风险预测模型

TIA风险预测模型较多，如SPI、ESRS、Hankey风险评分、LiLAC风险评分、California风险评分及ABCD评分系统等。其中以ABCD2评分为代表的ABCD评分系统应用最为广泛。ABCD2评分能够很好地预测非致残性缺血性脑卒中的发生风险，并在中国人群中得到验证。由于轻型缺血性脑卒中在发病机制及脑卒中复发风险上与TIA类似，因此部分模型将两者合并研究。

1. 非ABCD评分系统　除ABCD评分系统以外的TIA风险评分（见表8-5-1）。

（1）SPI-Ⅰ/Ⅱ风险评分：早在1991年，Kernan等在142例TIA和轻型脑卒中患者中建立了SPI-Ⅰ（stroke prognosis instrument-Ⅰ）评分，预测发病后2年内的脑卒中和死亡风险，该评分最高11分。在产生模型队列和验证队列中低危组（0~2分）、中危组（3~6分）、高危组（7~11分）结局事件的发生率分别为3%、27%、48%和10%、21%、59%。2000年，Kernan等在SPI-Ⅰ评分的基础上，加入了既往脑卒中史和充血性心力衰竭2个变量，建立了SPI-Ⅱ评分，使预测价值在原来的基础上有了一定的提高，曲线下面积由0.59提高到了0.63。

（2）ESRS：Essen脑卒中风险评分量表（ESRS）根据CAPRIE试验数据库开发，是目前少数基于缺血性脑卒中人群判断脑卒中复发风险的预测工具之一，ESRS评分最高9分。目前，该评分也应用于TIA和轻型脑卒中患者复发风险的预测。

（3）California风险评分：2000年，Johnston等利用180例TIA患者资料，通过回归分析筛选独立危险因素，建立了California风险评分。该评分最高5分，用于预测患者90天复发风险。

表8-5-1 TIA风险评分系统（ABCD评分系统以外）

评分系统	评分及危险分层	
SPI-I	年龄>65岁	3分
	糖尿病	3分
	血压>180/100mmHg	2分
	冠心病	1分
	首发事件为脑卒中或TIA	2分
	SPI-I评估2年脑卒中或死亡联合发生风险，该评分最高11分	
	低危组：0~2分；中危组：3~6分；高危组：7~11分	
SPI-II	>75岁	2分
	糖尿病	3分
	血压>180/100mmHg	1分
	冠心病	1分
	首发事件为脑卒中或TIA	2分
	充血性心力衰竭	3分
	既往脑卒中史	3分
	SPI-II评估2年脑卒中或死亡联合事件发生率，该评分最高15分	
	低危组：0~3分；中危组：4~7分；高危组：8~15分	
ESRS	65~75岁	1分
	>75岁	2分
	高血压	1分
	糖尿病	1分
	既往心肌梗死	1分
	其他心血管疾病	1分
	周围动脉疾病	1分
	吸烟	1分
	既往TIA或缺血性脑卒中	1分
	ESRS评分最高9分，低危组：0~2分；高危组≥3分	
California风险评分	>60岁	1分
	糖尿病	1分
	单侧肢体无力	1分
	说话障碍	1分
	症状持续时间>10分钟	1分
	California风险评分最高5分	

2. ABCD 评分系统 ABCD 评分系统（见表 8-5-2）包括 ABCD 风险评分、ABCD2 风险评分和 ABCD3 风险评分等。

（1）ABCD 风险评分：因 TIA 脑卒中复发多发生于短期内，因此 Rothwell 等创建了预测 TIA 发生后 7 天内脑卒中发生风险的 ABCD 评分。ABCD 评分包括 A-年龄（age）、b-血压（blood pressure）、c-临床特点（clinical features）、d-症状持续时间（duration of symptoms in min）4 项。

临床特点分为单侧力弱和言语障碍不伴力弱两类，症状持续时间分为≥60 分钟和<60 分钟。血压以 TIA 后首次获得的血压为准。如果患者过去 1 个月中有不止 1 次 TIA 发作，则症状持续时间以其中发作时间最长者计算。ABCD 评分简单明了，不仅可用于对公众的健康教育，同时能够帮助一线临床医师（如急诊医师）快速筛检出脑卒中高危人群，从而对他们进行针对性治疗。Rothwell 等建议，ABCD 评分≤4 分者一般不需要住院观察，而 6 分的患者处于疾病急性阶段，需要住院观察治疗。ABCD 评分是 ABCD 评分系统的基石，它的发表引起了脑血管病领域医师的强烈反响，以后出现的 ABCD 相关评分均基于 ABCD 评分系统进行改良。

（2）ABCD2 风险评分：该评分 2007 年用于预测 TIA 后 90 天内脑卒中的发生风险。其评分内容与 ABCD 评分相比，增加了糖尿病这一危险因素。目前，ABCD2 评分是 ABCD 评分系统中应用最广泛的评分，近期的系统评价分析也肯定了 ABCD2 的脑卒中预测价值。

（3）ABCD3 风险评分：2010 年，该评分在原有 ABCD2 评分基础上增加了"病前 7 天内对 TIA 进行过治疗和至少出现过 1 次 TIA"2 个因素，总分 9 分。研究者发现，ABCD3 评分和 ABCD2 评分对于 TIA 后 7 天和 90 天脑卒中复发风险的预测价值相近，由于尚未进行效度检验，尚不能推广使用。

3. 缺血性脑卒中预测模型——福冈脑卒中风险评分 2010 年，Masahiro Kamouchi 等研究建立了福冈脑卒中风险评分（FSRS）。该评分包括：年龄（65~74 岁，1 分；>75 岁，2 分），高血压（1 分），糖尿病（1 分），吸烟（1 分），心房颤动（1 分），心脏疾病（1 分），慢性肾功能不全（1 分），非腔隙性梗死（1 分），既往缺血性脑卒中病史（2 分）。该评分将≤3 分定义为低风险，4~5 分定义为中度风险，≥6 分定义为高风险。

表 8-5-2 ABCD 评分系统

风险因素		表现	ABCD	ABCD2	ABCD2-I	ABCD2-MRI	ABCD3	ABCD3-I	ABCDE+
年龄（A）		≥60岁	1分	1分	1分	1分	1分	1分	1分
血压（B）		≥140/90mmHg	1分	1分	1分	1分	1分	1分	1分
临床症状（C）		单侧力弱	2分	2分	2分	2分	2分	2分	2分
		言语障碍不伴力弱	1分	1分	1分	1分	1分	1分	1分
症状持续时间（D）		≥60分钟	2分	2分	2分	2分	2分	2分	2分
		10~59分钟	1分	1分	1分	1分	1分	1分	1分
糖尿病（D）		有	×	1分	1分	1分	1分	1分	1分
双重（7天内）TIA发作（D）		有	×	×	×	×	2分	2分	×
颈动脉狭窄≥50%		有	×	×	×	×	×	2分	×
颅内动脉狭窄		有	×	×	×	1分	×	×	×
DWI出现高信号		有	×	×	3分	1分	×	2分	3分
发病机制	大动脉粥样硬化		×	×	×	×	×	×	3分
	心源性		×	×	×	×	×	×	1分
	病因不明		×	×	×	×	×	×	1分
	小血管病		×	×	×	×	×	×	0分
	其他		×	×	×	×	×	×	0分
总分			0~6分	0~7分	0~10分	0~9分	0~9分	0~13分	0~13分

二、影像标志相关脑卒中风险模型

1. ABCD2-I评分　随着影像学技术的发展，CT及核磁共振技术已经被广泛应用到对脑血管病临床预后的评估中，因此有学者开始将影像学指标与ABCD评分系统相结合，以提高ABCD评分系统的预测价值。2010年，Giles等建立了ABCD2-I评分，该评分在ABCD2评分的基础上加入了DWI出现高信号，赋值3分。可将模型中ROC曲线下面积AUC值从0.66提高到0.78，从而提高了TIA发病后7天和90天内脑卒中风险预测能力。总之，影像技术已经应用到TIA脑卒中风险预测评分系统之中，且能极大地提高传统的单纯由危险因素及临床表现组成的评分系统预测的准确性。

2. ABCD3-I评分　2010年，Merwick等对ABCD2评分进行修改后提出了ABCD3评分和ABCD3-I评分。ABCD3-I评分在原有ABCD3评分基础上增加了同侧颈动脉狭窄和DWI异常高信号两项指标，建立了ABCD3-I评分，较ABCD2评分提高了预测准确性。

3. 缺血性脑卒中预测模型——RRE90风险预测模型　2010年，Hakan等基于缺血性脑卒中人群建立了90天脑卒中复发风险模型，模型内容由影像及临床特征构成，包括不同时期的多发梗死灶、同一时期不同循环区梗死灶、多发急性梗死灶、独立皮质梗死、脑卒中起病前1个月内的脑卒中或TIA史和入院时脑卒中病因亚型。影像标志可将临床预测准确度显著提高，模型中ROC曲线下面积AUC值从0.70提高到0.80。

三、影像预测模型的验证

1. RRE90风险预测模型验证　2016年，一项多国发起的队列研究验证了RRE90风险预测模型有助于预测脑卒中复发的风险，研究结果发表于*JAMA Neurology*。该研究在美国、巴西和韩国的3个教学医院中进行，共纳入1468例发病72小时内的缺血性脑卒中患者，患者平均年龄为69岁，女性占比43.1%，主要终点事件为脑卒中复发。结果显示，该队列中RRE90判定的低风险患者占39.8%（RRE分值为0），中风险患者占51.6%（RRE分值为1~2），高风险患者占11.6%（RRE分值为3~6），累计90天的复发率为4.2%。脑卒中复发和不复发患者的平均RRE90分值分别为2.2和1.0。识别低风险和高风险组患者的敏感性和特异性分别为38%和93%、41%和90%。模型中ROC曲线下面积AUC值为0.76。研究结论指出,RRE90能够有效识别缺血性脑卒中复发低风险和高风险人群。虽然RRE90风险预测模型展现出良好的预测能力,但是AUC下面积仍为0.76,还需要进一步的研究来评估RRE的预测能力,以指导脑卒中评价和预防治疗及提高稀少医疗资源的使用率。

2. ABCD3-I风险预测模型验证 2016年,一项基于全球多个队列的Meta分析研究验证了ABCD3-I对TIA有很高的脑卒中复发预测效能,研究结果发表于 The Lancet Neurology。该研究分析了ABCD2到ABCD2-I,再到ABCD3-I等评分,结果提示,增加影像学参数对脑卒中复发的预测效度明显提高。该研究指出,用ABCD3-I对TIA进行风险预测更准确。同样,另一项研究也证实了ABCD3-I对TIA与轻型脑卒中预测脑卒中复发的有效性。该大型的前瞻性队列为在奥地利脑卒中单元接受治疗的TIA和轻型脑卒中患者。研究显示,在多变量分析中,所有个体患者ABCD3-I评分组成只有临床症状(C)和结合影像参数(I,颈动脉狭窄和脑损伤)是脑卒中单元期间早期脑卒中和3个月缺血性脑卒中的预测因素,而症状持续时间(D)只与早期脑卒中相关。在ROC分析中,只考虑临床表现(C)、症状持续时间(D)和影像参数(I)3个因素与全部ABCD3-I评分因素所得结果相似:预测早期脑卒中风险的曲线下面积分别为0.679、0.664,预测3个月脑卒中风险的曲线下面积分别为0.667、0.646。评分增加只来源于CDI组成,早期脑卒中风险从0增加至7.5%,3个月脑卒中发生率从0增加至18.5%。这提示,影像标志是预测脑卒中复发的重要因素。

参考文献

[1] 国家卫生健康委员会脑卒中防治工程委员会. 中国脑卒中防治指导规范(2021年版)[Z]. 北京:国家卫生健康委员会医政医管局,2021.

[2] WENDEL-VOS G C W, SCHUIT A J, FESKENS E J M, et al. Physical activity and stroke. A meta-analysis of observational data[J]. Int J Epidemiol, 2004, 33(4):787-798.

[3] 中国中西医结合学会心血管病专业委员会动脉粥样硬化与血脂异常专业组. 血脂异常中西医结合诊疗专家共识[J]. 中国全科医学,2017,20(3):262-269.

[4] 刘玥,金香兰,张寅,等.脑卒中高危人群临床流行病学特征的中西医研究进展[J].中西医结合心脑血管病杂志,2019,17(8):1180-1183.

[5] 中国卒中学会中国脑血管病临床管理指南撰写委员会.中国脑血管病临床管理指南(节选版):脑血管病高危人群管理[J].中国卒中杂志,2019,14(7):700-708.

[6] 中医康复临床实践指南·缺血性脑卒中脑梗死制定工作组.中医康复临床实践指南·缺血性脑卒中(脑梗死)[J].康复学报,2021,31(6):437-447.

[7] 刘婉,赵焰,杨丹,等.八段锦运动处方对脑卒中恢复期患者自我动态平衡的影响[J].时珍国医国药,2022,33(8):1936-1939.

[8] 张凤林,舒红燕,任蕾蕾,等.改良五禽戏治疗老年脑卒中患者步态及平衡功能障碍的疗效及基于功能磁共振的脑机制研究[J].实用医学杂志,2023,39(9):1174-1178.

[9] 孙萍萍,方磊,齐瑞,等.改良易筋经对卒中后轻度抑郁患者的临床疗效及脑网络机制研究[J].中国康复医学杂志,2022,37(11):1506-1510.

[10] 崔卫东.缺血性脑血管病一级预防[J].中国社区医师:医学专业,2011,13(23):137-138.

[11] 中华医学会神经病学分会,中华医学会神经病学分会脑血管病学组.中国脑血管病一级预防指南2019[J].中华神经科杂志,2019,52(9):684-709.

[12] 孙建军,李长栋,荔志云.缺血性脑血管病二级预防研究进展[J].中华神经外科疾病研究杂志,2012,11(5):473-475.

[13] 中华医学会神经病学分会,中华医学会神经病学分会脑血管病学组.中国缺血性卒中和短暂性脑缺血发作二级预防指南2022[J].中华神经科杂志,2022,55(10):1071-1110.

[14] 石敏,魏江磊.缺血性脑卒中的三级预防网络建设[J].中国中医急症,2011,20(2):222-224.

[15] 倪伟.内科学[M].北京:中国中医药出版社,1999.

[16] 中国血脂管理指南修订联合专家委员会.中国血脂管理指南(2023年)[J].中国循环杂志,2023,38(3):237-271.

[17] 《中国脑卒中防治报告2019》编写组.《中国脑卒中防治报告2019》概要[J].中国脑血管病杂志,2020,17(5):272-281.

[18] 刘秋庭,周成芳,刘锋,等.急性缺血性脑卒中发病季节和时间差异分析[J].临床急诊杂志,2003,4(1):24-25.

[19] 潘东霞,陈玲琍,谢开婿,等.应用圆形分布法探讨脑卒中的发病季节和时间规律[J].疾病监测,2016,31(1):58-62.

[20] TURIN T C, KITA Y, RUMANA N, et al. Stroke case fatality shows seasonal variation regardless of risk factor status in a Japanese population: 15-year results from the tahashima stroke registry[J]. Neuro epidemiology, 2009, 32(1): 53-60.

[21] KARAGIANNIS A, TZIOMALOS K, MIKHAILIDIS D P, et al. Seasonal variation in the occurrence of stroke in Northern greece: a 10 year study in 8204 patients[J]. Neurol Res, 2010, 32(3): 326-331.

[22] 董婷婷.高脂饮食与慢性代谢性疾病的关系研究进展[J].内江科技,2019,40(9):141,150.

[23] DEARBORN J L, KHERA T, PETERSON M, et al. Diet quality in patients with stroke[J]. Stroke Vasc Neurol, 2019, 4(3): 154-157.

[24] 杨琼芬.从中医的养生理论谈脑卒中的预防[J].中国民间疗法,2014,22(12):5-6.

[25] O'DONNELL M J, CHIN S L, RANGARAJAN S, et al. Global and regional effects of potentially modifiable risk factors associated with acute stroke in 32 countries (INTERSTROKE): a case-control study[J]. Lancet, 2016, 388(10046): 761-775.

[26] 孙洪福,薛忠林.微创手术治疗高血压脑出血70例疗效观察[J].中国卫生产业,2012,9(23):149.

[27] 王拥军.高血压与脑卒中[J].中华心血管病杂志,2004,32(6):97-99.

[28] NACI H, IOANNIDIS J P A. Comparative effectiveness of exercise and drug interventions on mortality outcomes Meta Epidemiological Study[J]. BMJ, 2013, 347(10): f5577.

[29] 杜玉玲,蒋美琴.实用中医养生要诀[M].北京:中国中医药出版社,2016.

[30] GORDON N F, GULANICK M, COSTA F, et al. Physical activity and exercise recommendations for stroke survivors: an American Heart Association scientific statement from the Council on Clinical Cardiology, Subcommittee on Exercise, Cardiac Rehabilitation, and Prevention; the Council on Cardiovascular Nursing; the Council on Nutrition, Physical Activity, and Metabolism; and the Stroke Council[J]. Stroke, 2004, 35(5): 1230-1240.